穴道速查解剖圖鑑

ASUKA針灸治療院院長
福辻銳記 著

頭部、臉部的穴道

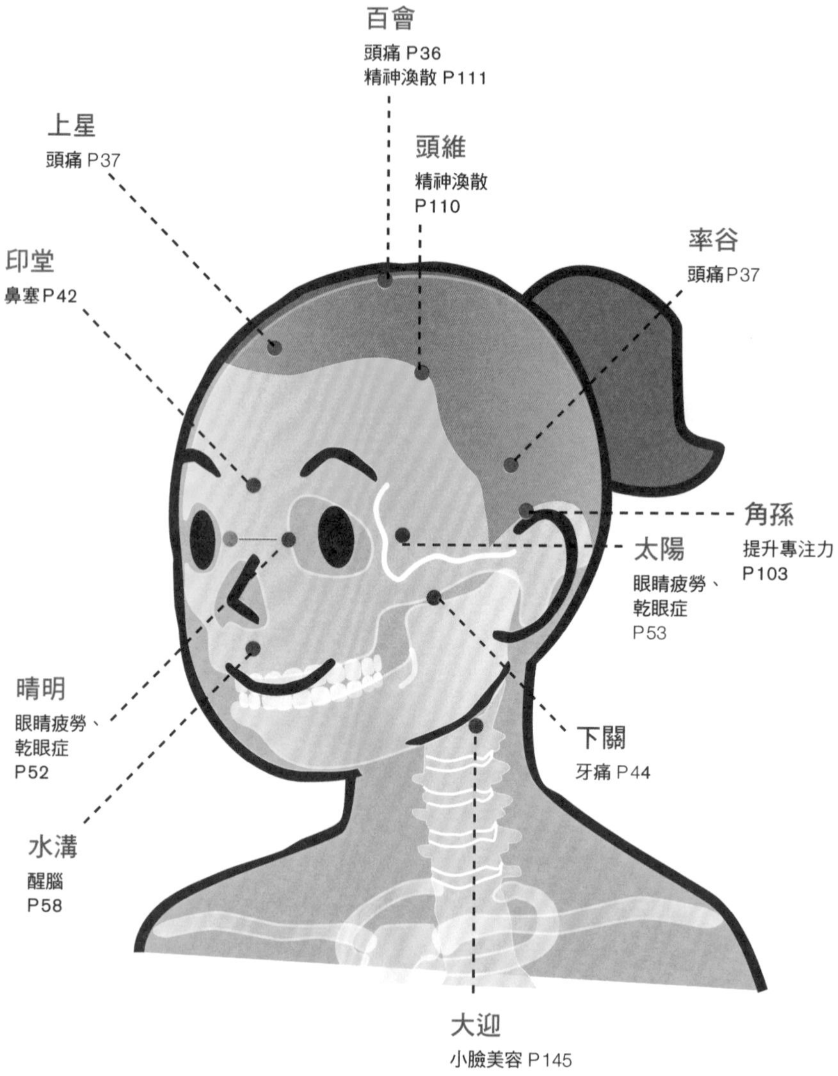
百會
頭痛 P36
精神渙散 P111
上星
頭痛 P37
頭維
精神渙散
P110
印堂
鼻塞 P42
率谷
頭痛 P37
角孫
提升專注力
P103
太陽
眼睛疲勞、
乾眼症
P53
晴明
眼睛疲勞、
乾眼症
P52
下關
牙痛 P44
水溝
醒腦
P58
大迎
小臉美容 P145

後腦杓、脖子的穴道

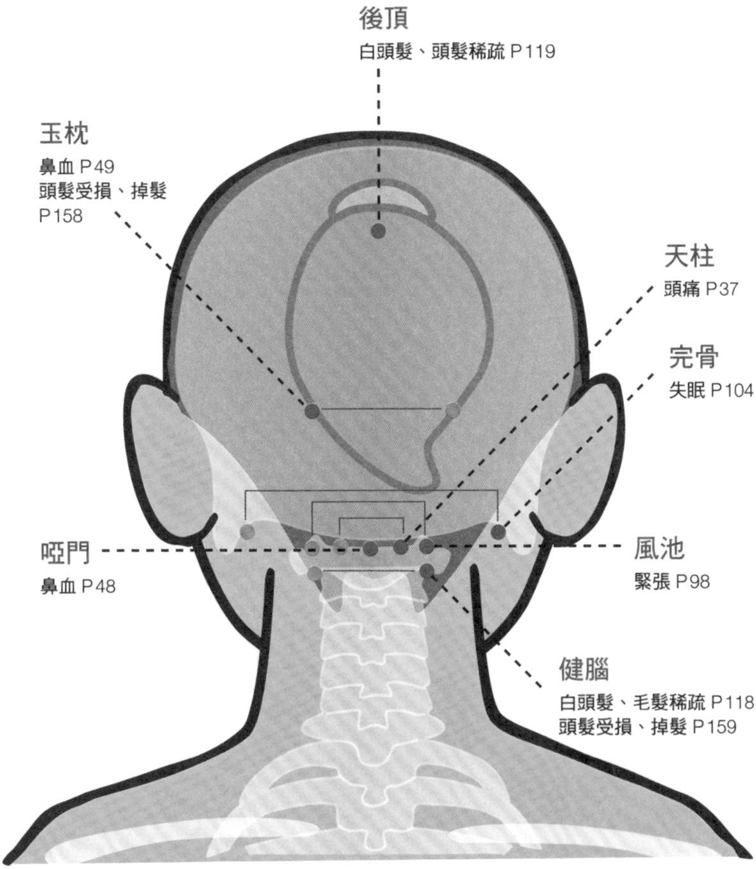

後頂
白頭髮、頭髮稀疏 P119
玉枕
鼻血 P49
頭髮受損、掉髮
P158
天柱
頭痛 P37
完骨
失眠 P104
啞門
鼻血 P48
風池
緊張 P98
健腦
白頭髮、毛髮稀疏 P118
頭髮受損、掉髮 P159

胸部、腹部的穴道

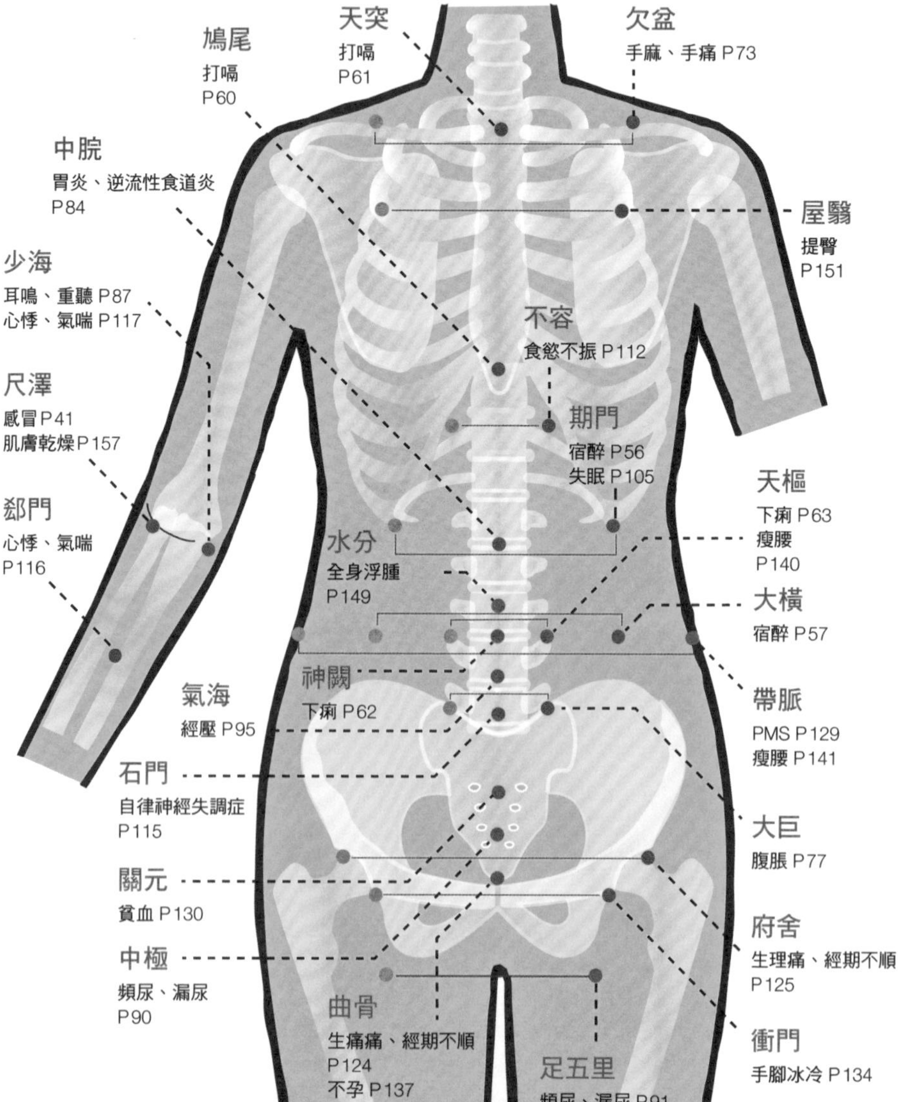
天突
打嗝
P61
鳩尾
打嗝
P60
欠盆
手麻、手痛 P73
中脘
胃炎、逆流性食道炎
P84
屋翳
提臂
P151
少海
耳鳴、重聽 P87
心悸、氣喘 P117
不容
食慾不振 P112
尺澤
感冒 P41
肌膚乾燥 P157
期門
宿醉 P56
失眠 P105
郄門
心悸、氣喘
P116
天樞
下痢 P63
瘦腰
P140
水分
全身浮腫
P149
大橫
宿醉 P57
神闕
下痢 P62
帶脈
PMS P129
瘦腰 P141
氣海
經壓 P95
石門
自律神經失調症
P115
大巨
腹脹 P77
關元
貧血 P130
府舍
生理痛、經期不順
P125
中極
頻尿、漏尿
P90
曲骨
生痛痛、經期不順
P124
不孕 P137
衝門
手腳冰冷 P134
足五里
頻尿、漏尿 P91

背部、腰部、臀部的穴道

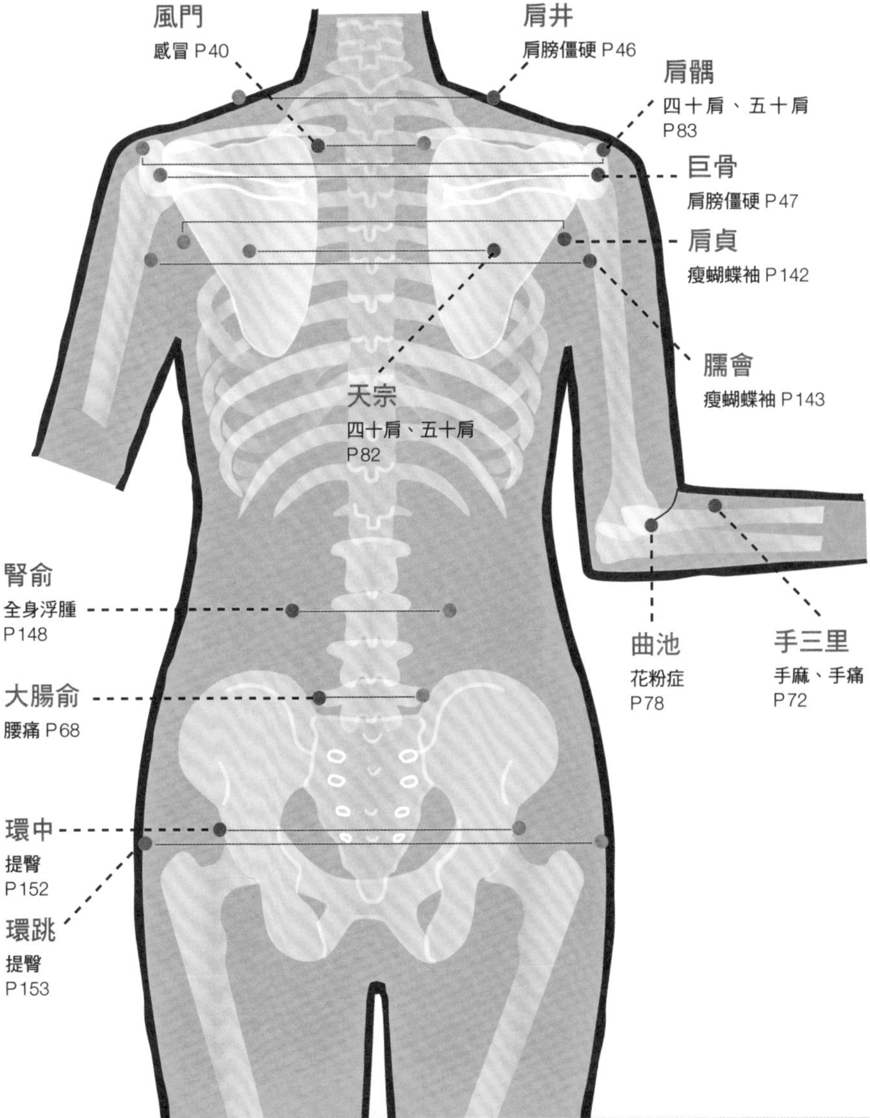

風門
感冒 P40
肩井
肩膀僵硬 P46
肩髃
四十肩、五十肩
P83
巨骨
肩膀僵硬 P47
肩貞
瘦蝴蝶袖 P142
臑會
瘦蝴蝶袖 P143
天宗
四十肩、五十肩
P82
腎俞
全身浮腫
P148
大腸俞
腰痛 P68
環中
提臀
P152
環跳
提臀
P153
曲池
花粉症
P78
手三里
手麻、手痛
P72

腳部（前面）的穴道

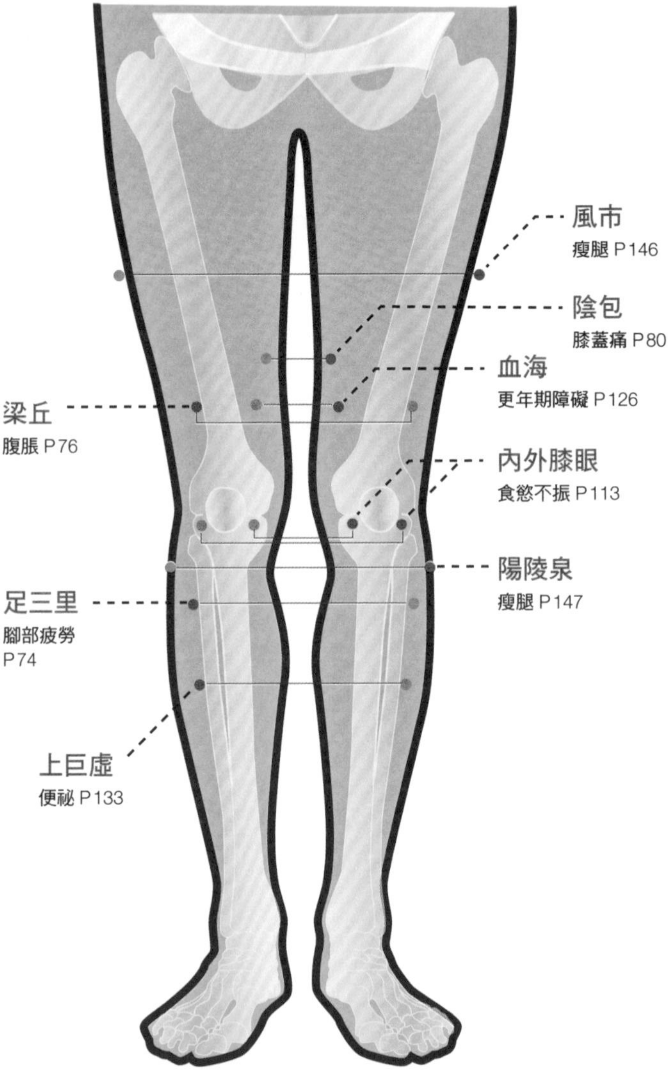
風市
瘦腿 P146
陰包
膝蓋痛 P80
血海
更年期障礙 P126
梁丘
腹脹 P76
內外膝眼
食慾不振 P113
陽陵泉
瘦腿 P147
足三里
腳部疲勞
P74
上巨虛
便祕 P133

腳部（背面）的穴道

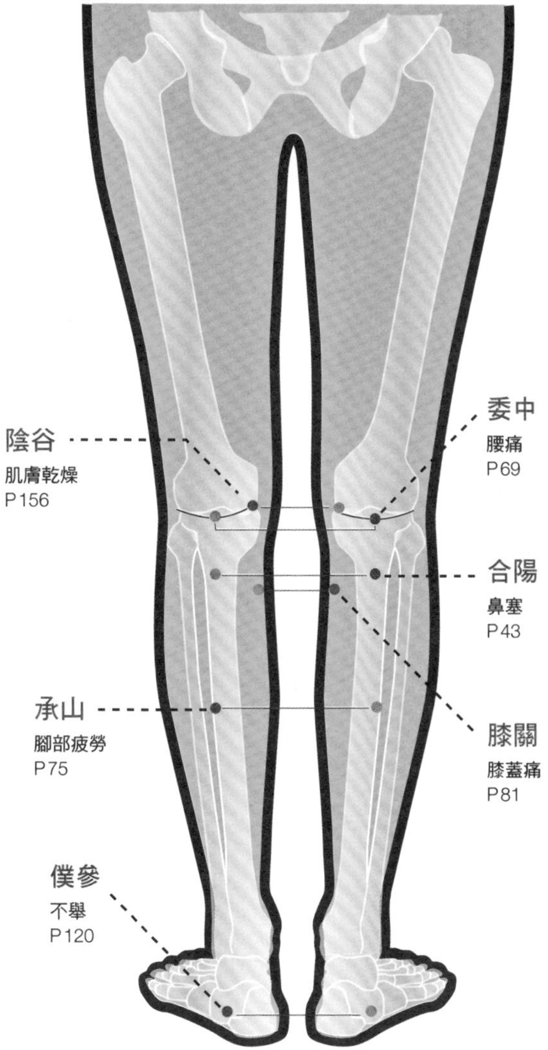
陰谷
肌膚乾燥
P156
委中
腰痛
P69
合陽
鼻塞
P43
承山
腳部疲勞
P75
膝關
膝蓋痛
P81
僕參
不舉
P120

手掌的穴道

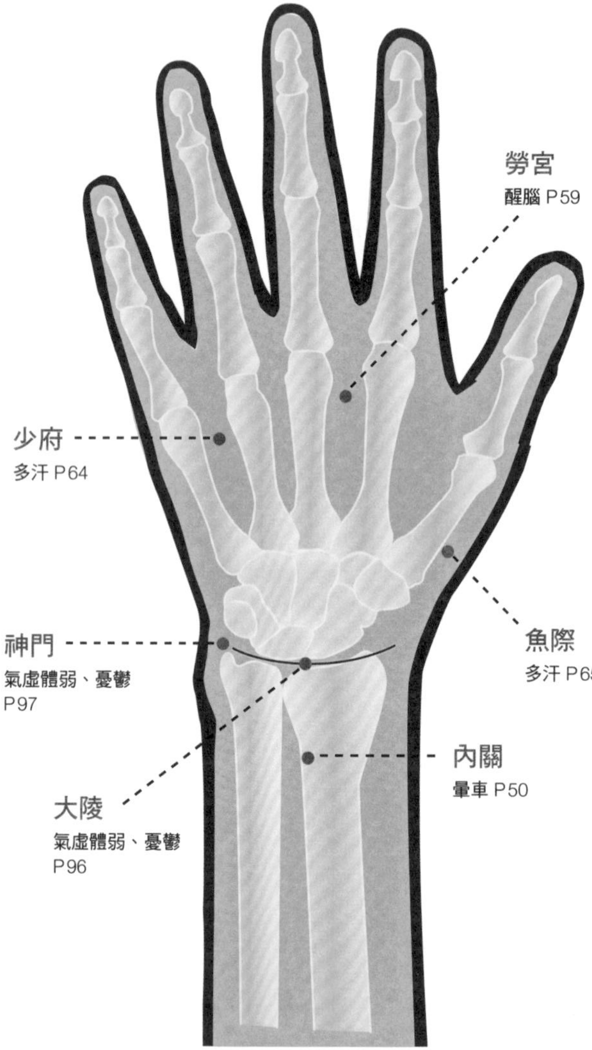
勞宮
醒腦 P59
少府
多汗 P64
魚際
多汗 P65
神門
氣虛體弱、憂鬱
P97
內關
暈車 P50
大陵
氣虛體弱、憂鬱
P96

手背的穴道

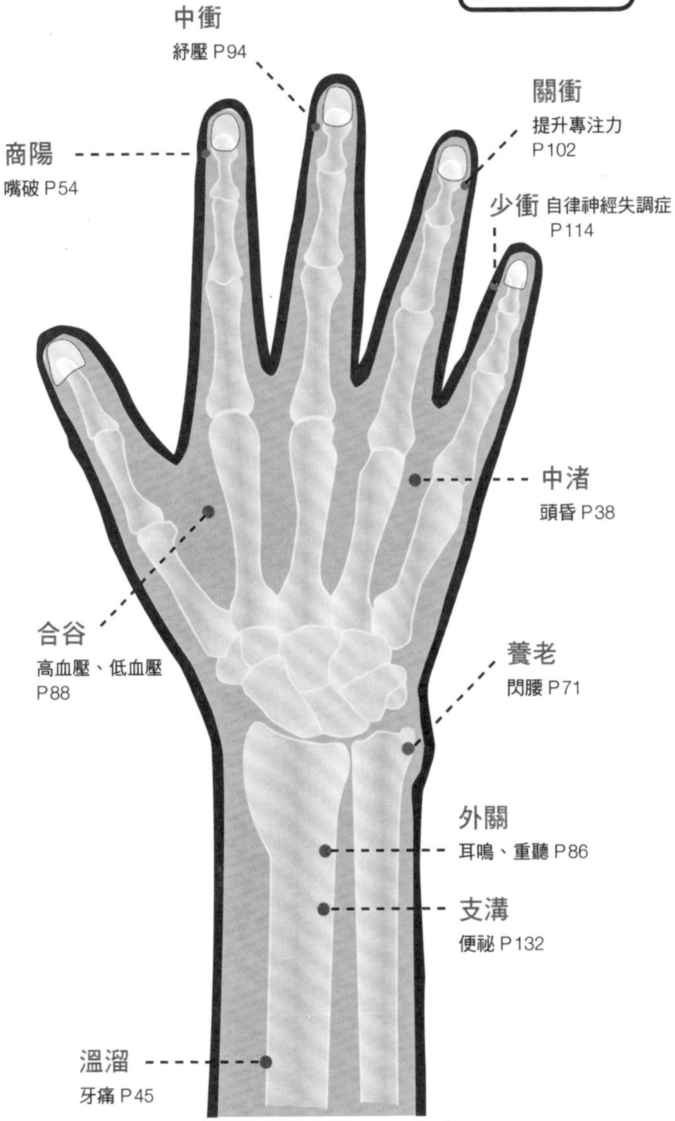
中衝
紓壓 P94
關衝
提升專注力
P102
商陽
嘴破 P54
少衝 自律神經失調症
P114
中渚
頭昏 P38
合谷
高血壓、低血壓
P88
養老
閃腰 P71
外關
耳鳴、重聽 P86
支溝
便祕 P132
溫溜
牙痛 P45

腳背的穴道

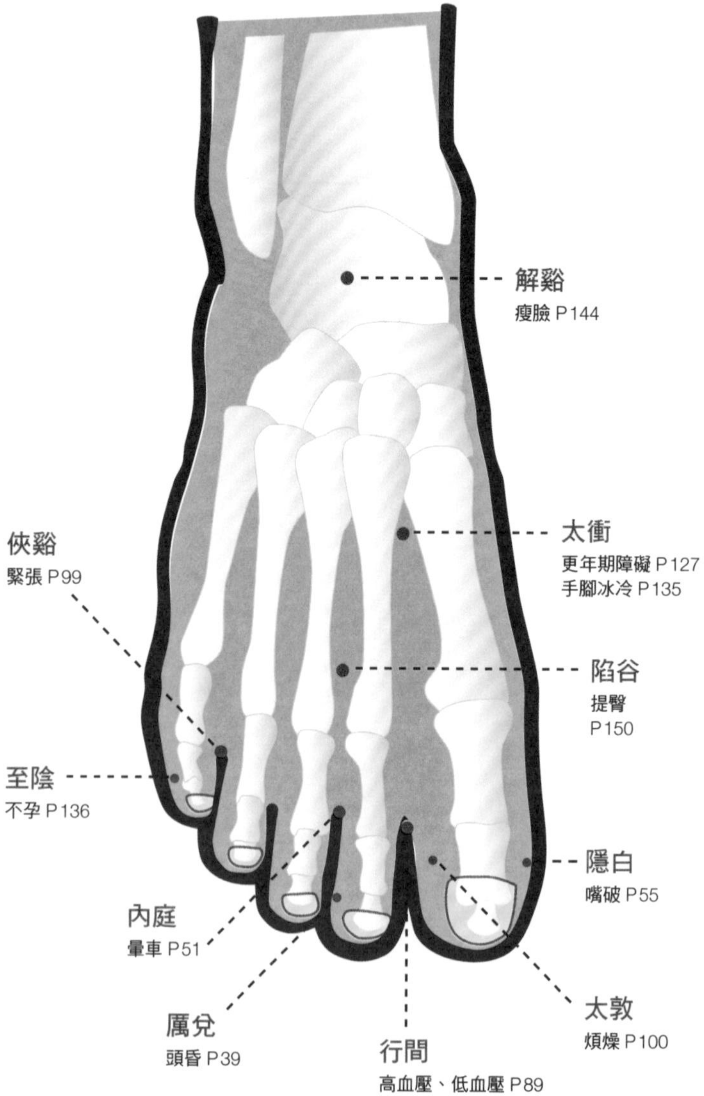
解谿
瘦臉 P144
俠谿
緊張 P99
太衝
更年期障礙 P127
手腳冰冷 P135
陷谷
提臀
P150
至陰
不孕 P136
隱白
嘴破 P55
內庭
暈車 P51
厲兌
頭昏 P39
行間
高血壓、低血壓 P89
太敦
煩燥 P100

腳部側面 的穴道

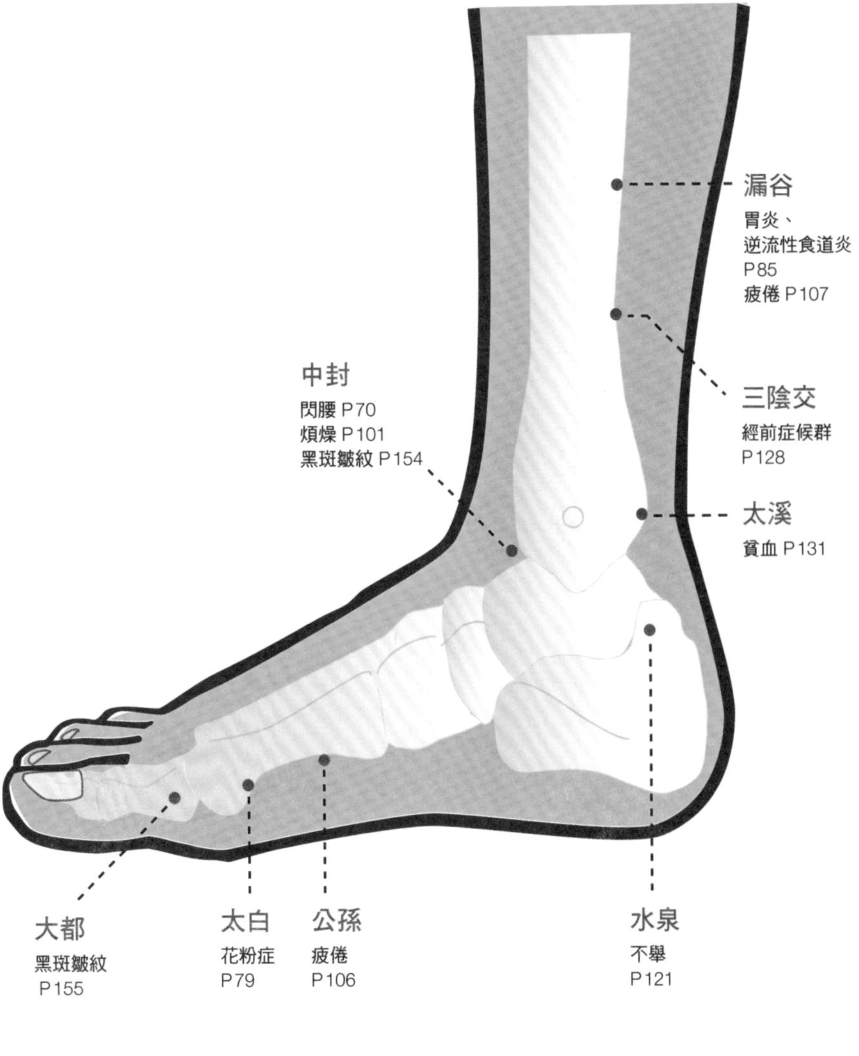
漏谷
胃炎、
逆流性食道炎
P85
疲倦 P107
中封
閃腰 P70
煩燥 P101
黑斑皺紋 P154
三陰交
經前症候群
P128
太溪
貧血 P131
大都
黑斑皺紋
P155
太白
花粉症
P79
公孫
疲倦
P106
水泉
不舉
P121

穴道速查解剖圖鑑
Contents

02…全身穴道MAP
15…穴道的基礎知識
16…穴道的起源
18…遍布全身的十四條經絡
20…按壓穴道的效果
22…找出穴道的正確方法①找到骨頭的間隙
24…找出穴道的正確方法②用指幅測量
26…誰都學得會！按壓穴道的技巧
30…一解穴道按壓的各種疑惑！Q&A
32…一天3分鐘！整體枕伸展操【基本篇】
34…整體枕伸展操【進階篇】

35 第1章 有效解決煩惱的穴道
36…［頭痛］百會／上星、率谷、天柱
38…［頭昏］中渚／厲兌
40…［感冒］風門／尺澤
42…［鼻塞］印堂／合陽
44…［牙痛］下關／溫溜
46…［肩膀僵硬］肩井／巨骨
48…［鼻血］啞門／玉枕
50…［暈車］內關／內庭
52…［眼睛疲勞、乾眼症］晴明／太陽
54…［嘴破］商陽／隱白
56…［宿醉］期門／大橫
58…［醒腦］水溝／勞宮
60…［打嗝］鳩尾／天突
62…［下痢］神闕／天樞
64…［多汗］少府／魚際
66…Column 1 ASUKA針炙治療院 患者最頭痛的症狀前5名 第1名 腰痛

67 第2章 緩解不適的穴道
68…［腰痛］大腸俞／委中
70…［急性腰痛］中封／養老
72…［手麻、手痛］手三里／欠盆
74…［腳部疲勞］足三里／承山

76……【腹脹】梁丘／大巨
78……【花粉症】曲池／太白
80……【膝蓋痛】陰包／膝關
82……【四十肩、五十肩】天宗／肩髃
84……【胃炎、逆流性食道炎】中脘／漏谷
86……【耳鳴、重聽】外關／少海
88……【高血壓、低血壓】合谷／行間
90……【頻尿、漏尿】中極／足五里
92……Column 2 ASUKA針灸治療院 患者最頭痛的症狀前5名 第2名 **肩頸僵硬**

93 **第3章 讓身心都恢復活力的穴道**

94……【壓力】中衝／氣海
96……【欲振乏力、憂鬱】大陵／神門
98……【緊張】風池／俠谿
100……【煩燥】太敦／中封
102……【專注力】關衝／角孫
104……【失眠】完骨／期門
106……【倦怠】公孫／漏谷
108……Column 3 ASUKA針灸治療院 患者最頭痛的症狀前5名 第3名 **減重**

109 **第4章 緩解工作壓力的穴道**

110……【精神渙散】頭維／百會
112……【食慾不振】不容／內外膝眼
114……【自律神經失調】少衝／石門
116……【心悸、氣喘】郄門／少海
118……【白頭髮、禿頭】健腦／後頂
120……【不舉】僕參／水泉
122……Column 4 ASUKA針灸治療院 患者最頭痛的症狀前5名 第4名 **膝蓋痛**

123 第5章 解決婦科問題的穴道

124……【生理痛、經期不順】曲骨／府舍

126……【更年期障礙】血海／太衝

128……【經前症候群】三陰交／帶脈

130……【貧血】關元／太溪

132……【便祕】支溝／上巨虛

134……【手腳冰冷】衝門／太衝

136……【不孕】至陰／曲骨

138……Column 5 ASUKA針炙治療院 患者最頭痛的症狀前5名 第5名 生理痛

139 第6章 美容瘦身的穴道

140……【腰部曲線】天樞／帶脈

142……【蝴蝶袖】肩貞／臑會

144……【瘦臉】解谿／大迎

146……【美腿】風市／陽陵泉

148……【全身浮腫】腎俞／水分

150……【豐胸】陷谷／屋翳

152……【翹臀】環中／環跳

154……【黑斑、皺紋】中封／大都

156……【肌膚乾燥】陰谷／尺澤

158……【頭髮損傷、掉髮】玉枕／健腦

◎ 穴道的基礎知識

穴道到底是什麼呢？讓我們先從這個看似簡單的問題開始，
了解如何找到穴道、學習按壓穴道的方法吧！

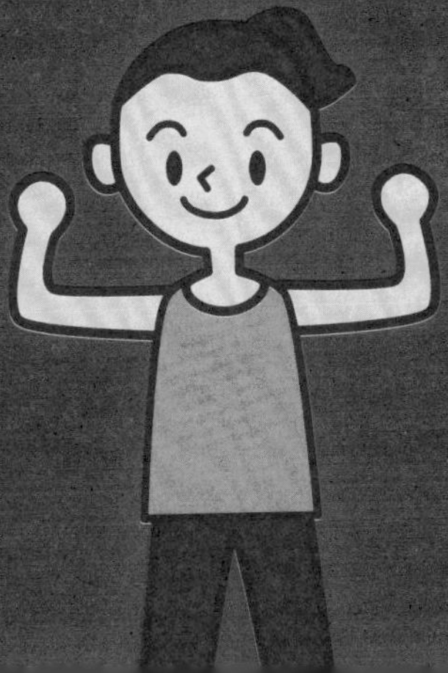

穴道的起源

撐起日本醫療長達千年以上的穴道治療

穴道療法源自距今兩千年以上的中國，當時的中國沒有醫院，也沒有X光片或MRI這種探視身體內部的技術，所以一旦生病就只能求神拜佛。但是就在人們長期摩擦或按壓身體的局部位置之後，發現了按壓身體的某個部位可緩解特定症狀的原理。一般認為，這就是穴道療法的起源。

隨著愈來愈多人知道按壓穴道的功效後，便出現一些類似現代針灸的治療方式，例如用魚骨按壓穴道或是利用陽光加熱過的石頭溫暖肚子周邊。

針灸是於奈良時代隨著佛教傳入日本，直到明治時代引進西洋醫學之前，日本的醫療都是由中藥與針灸撐起一片天。近年來，高齡化的問題愈來愈嚴重，許多人都有「不到去醫院那麼嚴重，但覺得不太舒服」的症狀，也因此愈來愈重視預防醫學或慢性疾病的治療，東洋醫學（中醫）又因此再次受到重視。

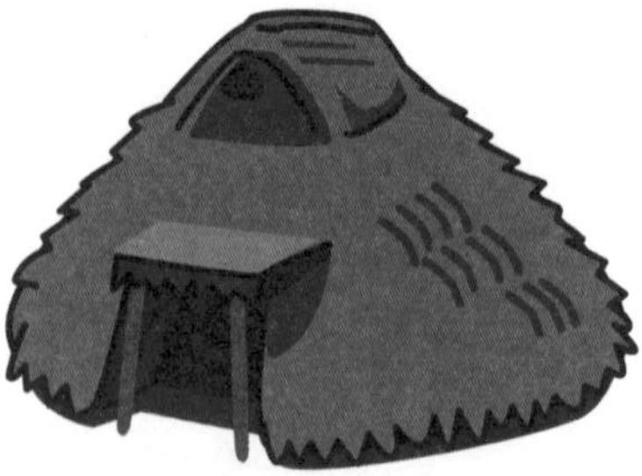

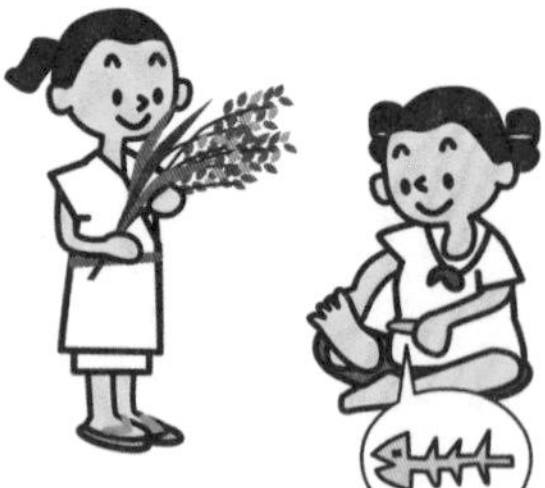

穴道療法的起源在中國，時期差不多是日本的繩文時代，當時主要是以魚骨帶替針刺激穴道。

穴道是提醒身體何處不適的訊號

眾所周知，西洋醫學將病症細分為不同科目，眼睛有毛病看眼科，耳朵有毛病掛耳鼻喉科，但東洋醫學除了觀察眼睛或耳朵的症狀，還會進一步診斷病灶位於哪個內臟器官，也會透過診脈、腹診、舌診、皮膚光澤觀察健康狀況，進行全面性的治療。舉例來說，一旦診斷出頭暈是因為腎臟虛弱所引起，就會刺激距離眼睛有段距離的腎臟的周圍穴道。

穴道除了能緩解身體不適之外，也能幫助我們了解身體狀況，所以又被稱為「反應點」。若按壓時有明顯痛感抑或悶悶痛的感受，就代表該穴道對應的內臟、神經、肌肉可能有些虛弱。

穴道療法大致可分成針、灸、指壓這三種。指壓，也就是所謂的穴道按壓不需要另外準備道具，一般人也能輕易進行，而且效果也很明顯。至於什麼症狀要按什麼穴道則是由針灸師自行判斷。一般人不太了解該按哪些穴道才能對症治療，而本書將針對每種症狀介紹兩個穴道（只有頭痛是介紹四個），就讓我們藉由這些穴道照顧自己，從平日開始改善身體的不適吧。

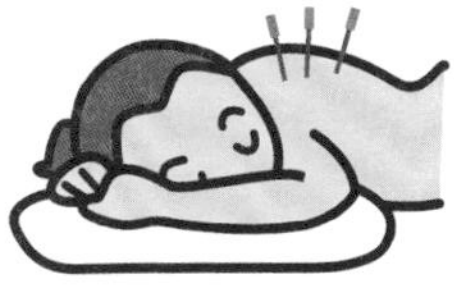

針

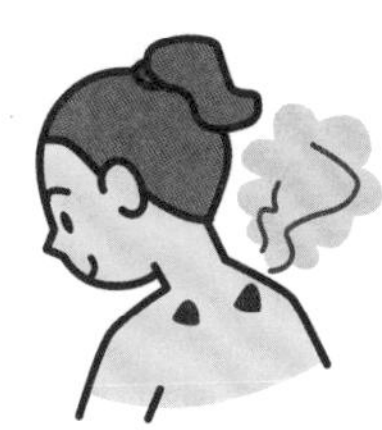

灸

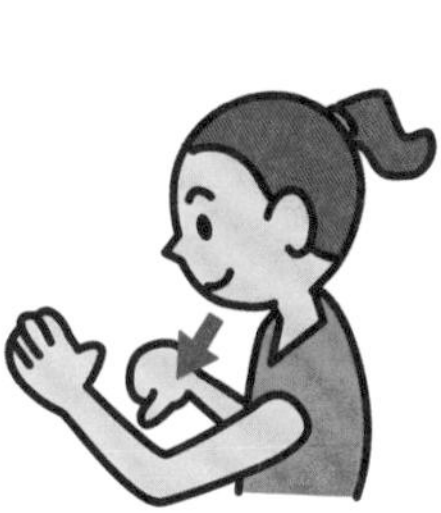

指壓（穴道按壓）

主流的穴道療法分成針、灸、指壓（穴道按壓）這三種

遍布全身的十四條經絡

「氣」的通道稱為「經絡」，而氣的出入口稱為「經穴」（穴道）

東洋醫學認為人體有「氣」流動，而「氣」為生命之源。於我們體內流動的還有「血」（血液與血液承載的養分）、「水」（淋巴液、汗、唾液、尿液這類體液），當這些元素的比例維持平衡，平穩地流往身體每個角落，我們就能長保健康。「氣」的通道為「經絡」，經絡的徵結之處為氣的出入口，這個出入口就是「經穴」（穴道）。雖然我們看不見經絡，也看不到穴道，但近年來相關的研究愈來愈發達，WHO（世界衛生組織）也於二〇〇六年承認人體有三百六十一個經穴。

遍布全身的經絡共有十四條，其中十二條與身體的六臟六腑（參考下表）相連。所謂的六臟為肝、脾、心、肺、腎、心包，與肝臟相連的經絡稱為「肝經」，其餘則以此類推。六腑包含膽、胃、小腸、大腸、膀胱、三焦。剩下的兩條經絡則行經身體中心。

所有的穴道都位於這十四條經絡之上，若按壓穴道會痛，代表與該

六臟	經絡	特徵
肝	肝經	貯藏血液、讓血液循環。可穩定自律神經或情緒。
脾	脾經	與消化、吸收有關，可運送營養與產生能量。
心	心經	讓血液與身體循環，掌管思考或記憶。
肺	肺經	調整呼吸、代謝體內水分與調節體溫。
腎	腎經	將多餘的水分轉換成尿液與促進成長。與生殖功能有關。
心包	心包經	保護心臟，讓血液得以循環。

六腑	經絡	特徵
膽	膽經	儲存膽汁，促進消化吸收。
胃	胃經	消化食物。
小腸	小腸經	分解在胃部消化的食物，再從中吸收營養。
大腸	大腸經	吸收水分與礦物質，再將廢物轉換成糞便。
膀胱	膀胱經	淨化血液與體液。負責排尿。
三焦	三焦經	維持體溫，調整荷爾蒙與自律神經。

穴道對應的內臟可能有毛病。按壓腳部穴道能治好腰痛，也是因為腳部與腰部也有相連的經絡。

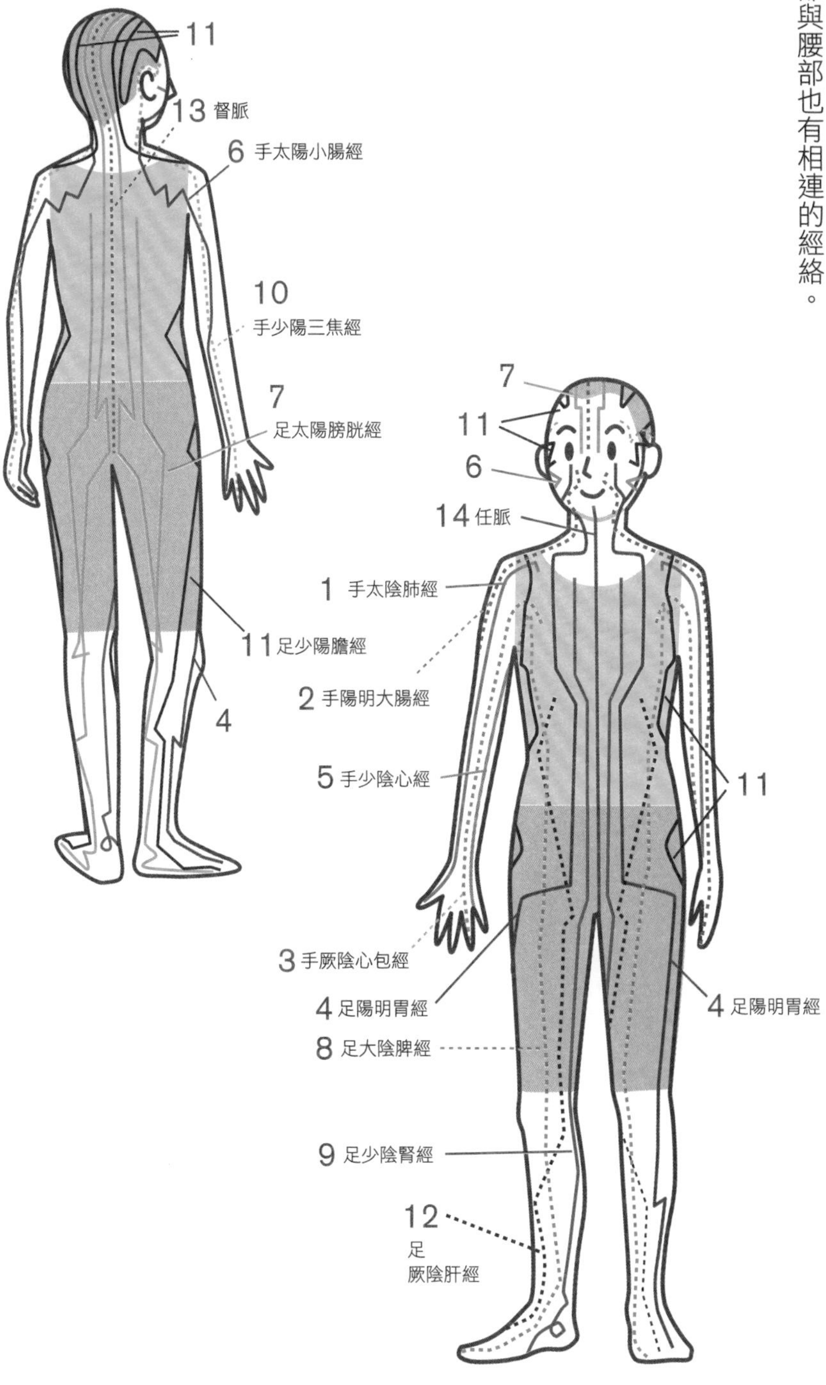

按壓穴道的效果

刺激血液、神經、內臟、肌肉，活化全身組織

按壓穴道究竟有何效果呢？簡單來說，就是讓氣（生命之源）更順暢地流動。東洋醫學認為，一旦氣的流動遲滯，就會出現身體不適，精神不振與其他症狀，而刺激穴道可讓氣的流動變得通暢，讓全身充滿能量。

最顯而易見的效果就是改善血液循環。按壓穴道之際，血管會如同被捏住末端的水管般壓縮，血液也會如水管裡的水停止流動，此時若放鬆按壓的力道，讓血管擴張的神經傳遞物質就會分泌，血液也會瞬間恢復流動。當這個過程一再反覆，因血液循環不良的各種毛病就會跟著改善。

全身的穴道對應著不同部分的內臟，能調整內臟的功能。例如下圖裡的腹脹，只要按壓膝蓋上方的梁丘，就能活化這個部分的神經。此時神經受到刺激的資訊會從脊髓的中樞神經傳至大腦，對控制自律神

按壓腳的穴道，改善胃病的原理

①按壓膝蓋上方的「梁岳」，活化附近的神經

↓

②神經受到刺激的資訊從脊髓的中樞神經傳至大腦

↓

③下視丘發出調整胃部機能的命令

↓

④腹脹的不適感得到改善

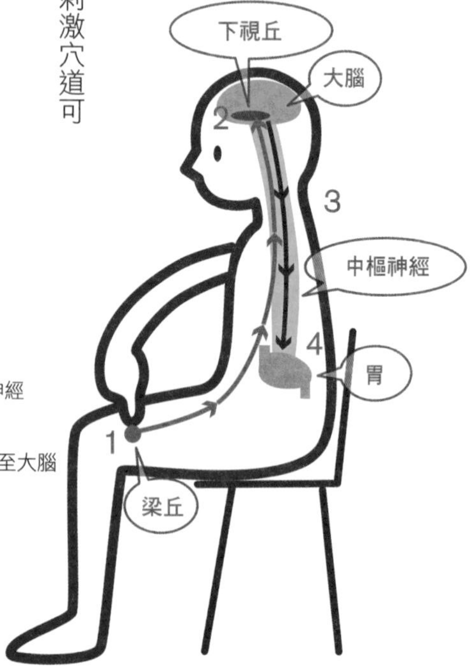

經的下視丘造成刺激，接著下視丘發出指令，調理與該穴道對應的內臟（此時為胃），最終腹脹的不適感也得以改善。按壓穴道可活化內臟機能，讓六臟六腑彼此協調，免疫力也能因此增強。

按壓穴道的主要效果

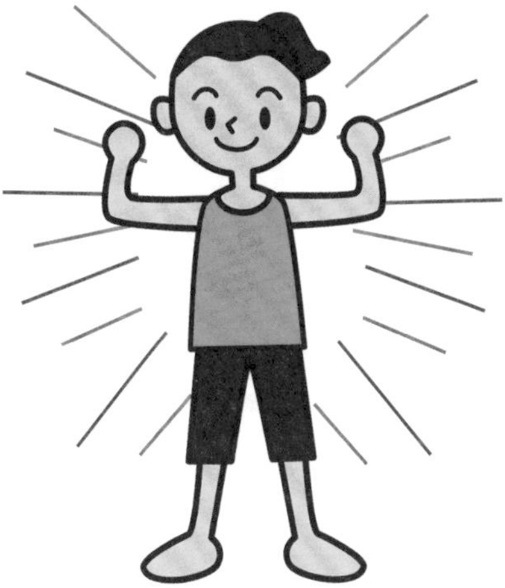

① 改善血液循環

按壓穴道，對血管造成暫時性的壓迫再瞬間鬆開力道，能促進擴張血管的神經傳遞物質分泌與血液循環，手腳冰冷與其他血液循環不良的症狀也都能紓緩。

② 紓緩疼痛與僵硬

當大腦接收到來自穴道的刺激，就會分泌抑制痛覺的物質。當神經與肌肉不再緊繃，血液循環也變好，體內的疲勞物質就會排出，疼痛與肌肉僵硬的毛病也會跟著緩解。

③ 調整內臟機能

當來自穴道的刺激從神經藉由脊髓傳至大腦後，下視丘會發出指令，調整與該穴道對應的內臟機能。

④ 穩定精神

刺激自律神經能讓交感神經與副交感神經彼此協調，讓身心一起放鬆。有些穴道也能提升我們的精神與專注力。

⑤ 美白與重返青春

按壓穴道可促進代謝，打造易瘦體質，而且還有抗老的效果，因為當細胞活化，肌膚的狀況就會變好，眼睛與耳朵也不易退化。

找出穴道的正確方法❶ 找到骨頭的間隙

按下去覺得悶悶痛，就是找到穴道了

要充分發揮按壓穴道的效果，就要找到穴道的所在位置，但該怎麼做，才能找到看不見的穴道呢？

許多穴道都分布在骨頭的間隙，各位讀者如果依照本書的插圖，用手指順著骨頭，找到覺得應該是的地方時，就試著按壓看看。將手放在骨頭的間隙按按看，找出穴道的位置。

如果摸到「好像有東西在滾

試著順著骨頭找出合谷這個穴道吧

①
找到像是路標的骨頭

讓我們一起找找看位於手背的「合谷」。能帶我們找到這個穴道的標記就是食指的第二掌骨。

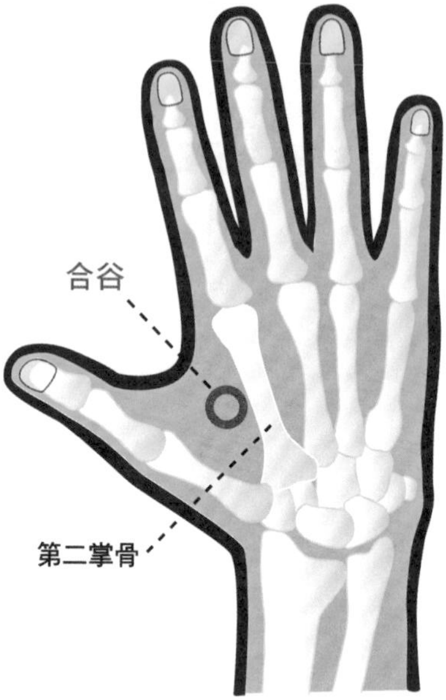

②
找到骨頭的間隙

讓拇指順著第二掌骨的食指慢慢滑動時，會在拇指與食指的骨頭交會之處的前面摸到凹陷的位置，這裡就是穴道的位置。

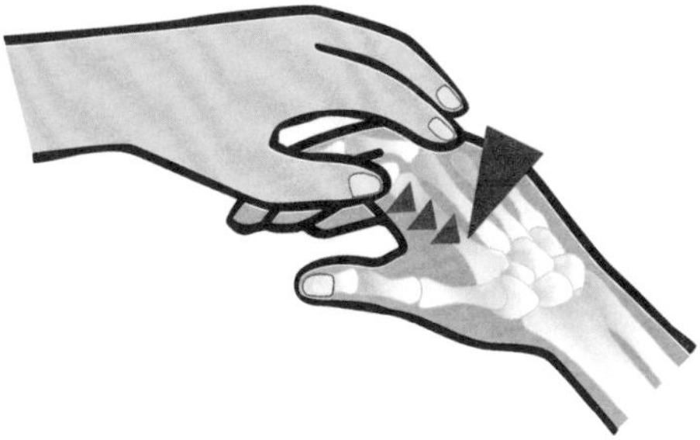

③
找出一按就悶悶痛的位置

試著讓按壓的拇指往上推，讓第二掌骨像是要握拳般捲起來。此時若覺得悶悶痛，代表找到穴道了。

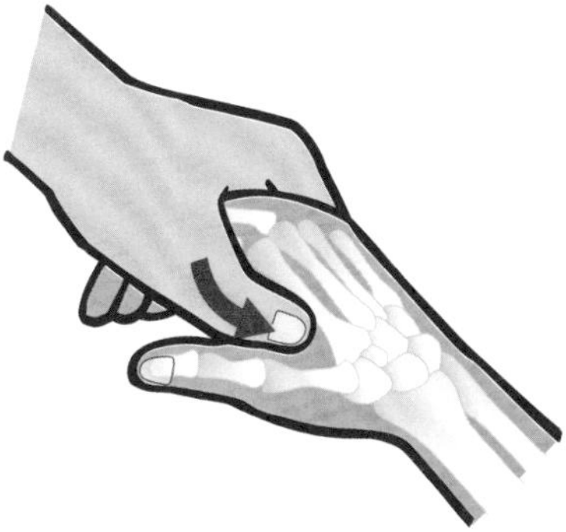

動」、悶悶痛、舒服的感覺，那裡就是穴道的位置。有些穴道會讓我們覺得很痛，有些會讓我們覺得很舒服，只要找到正確的位置，都會傳來像是被鈍物按壓的獨特觸感。

沒按到精準的位置也不會有太大問題，所以不用太計較位置，先按按看就對了。每個人的體型都不同，穴道的位置也可能與本書透過插圖介紹的標準位置有誤差，所以請大家以自己的感覺為準。

找出穴道的正確方法 ② 用指幅測量

試著用指幅找出內關這個穴道

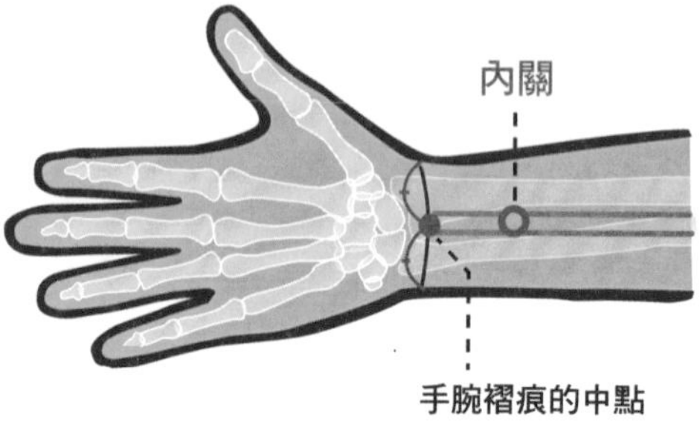

① 找出記號

接著讓我們找找看位於手腕的「內關」。起點是手腕內側最後一條摺痕的中點。

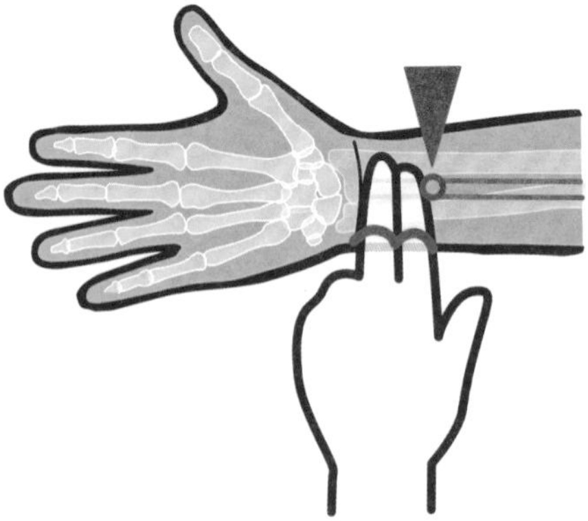

② 利用指幅測量

將手放在手腕褶痕的中點後，該中點往手肘方向的兩指幅距離處（食指與中指）就是穴道。握緊拳頭之後，手腕會出現兩條垂直的筋，內關這個穴道就位於這兩條筋之間。

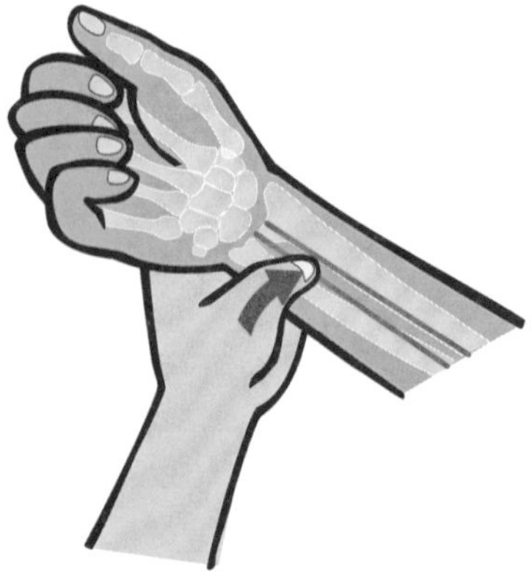

③ 找到按下去會痛的位置

試著往兩條筋之間的位置按按看，如果覺得痛痛的，就代表找到穴道了。

以手指為度量衡，找出穴道的正確位置！

另一個找到穴道的方法就是用指幅測量位置，也就是將手指當成量尺，以幾根手指寬的單位，從關節的凹陷處或其他可當成起點的身體部位，往指定的方向找出穴道的方法。本書也常會以「距離眼尾兩指幅的外側」或「距離肚臍上方三指幅」這類方式說明穴道的位置。

穴道的位置可說是因人而異，指幅也只能找出大概的位置，所以請大家先按壓看看，找出覺得有點痛或覺得舒服的位置。

指幅的規則

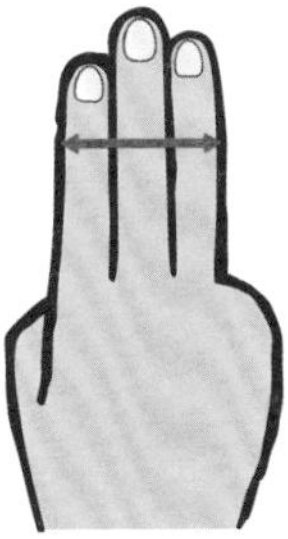

三指幅

食指、中指、無名指三指並列的寬度。以食指第一關節的摺痕為準。

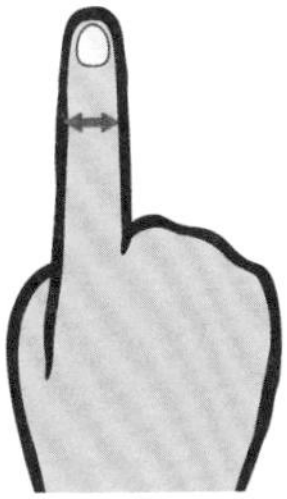

一指幅

食指第一關節的寬度。

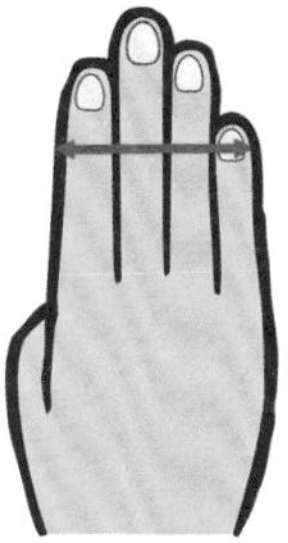

四指幅

食指與小指並列的寬度。以食指第一關節的摺痕為準。

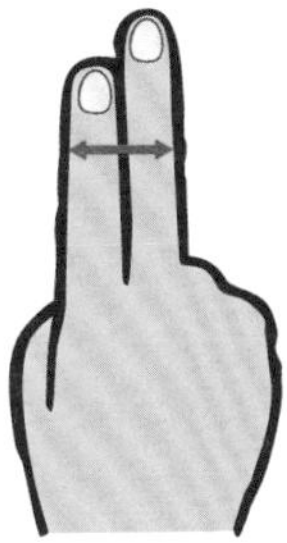

兩指幅

食指與中指兩指並列的寬度。以食指第一關節的摺痕為準。

誰都學得會！按壓穴道的技巧

不需要特別的技巧！輕鬆自在地養成按壓穴道的習慣吧

若只是為了照顧健康而按壓穴道，是不需要什麼特殊技巧的，也沒有絕對不可觸犯的禁忌，就算沒正確按到穴道也沒什麼問題，所以放鬆心情再按，絕對是最好的方式。

這一節會為大家介紹按壓穴道的力道、方向與次數，但這些都只是參考，請大家在按壓的過程中，找到自己覺得順手的方法。就算沒辦法得到立竿見影的效果，也請大家培養按壓穴道的習慣與耐心。

① 方向

朝手或腳的中心按

若是沒有特別註明，大部分的穴道都是往手或腳的中心點按。將手腕或腳部想像成下圖的木幹，並在按壓穴道時，想像成朝中心點施力。有些穴道則要往上按壓，讓骨頭捲起來，例如期門（P56）或合谷（P88）就是這類穴道。

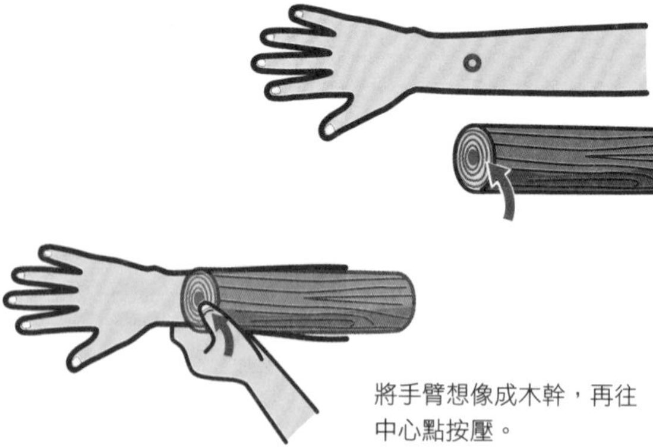

將手臂想像成木幹，再往中心點按壓。

② 力道

按下去會覺得舒服的力道

按壓穴道不需要特別用力，只要覺得舒服即可。經絡分布在接近皮膚表面的位置，所以輕輕按就有效果。如果是要用力按才會有效果的穴道，會在該頁面特別記載。

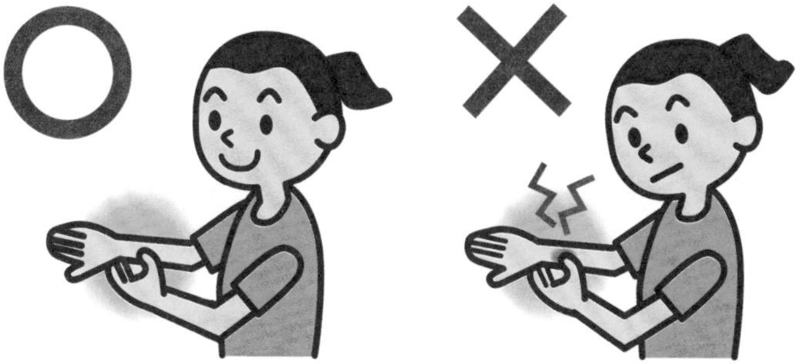

③ 次數

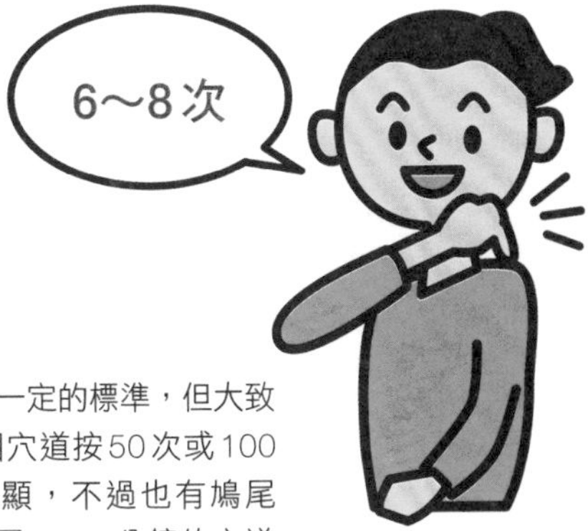

6～8 次為基準

穴道該按幾次，目前沒有一定的標準，但大致上是按 6～8 次。同一個穴道按 50 次或 100 次，效果也不會比較明顯，不過也有鳩尾（P60）這種需要持續按壓 1～2 分鐘的穴道以及神闕（P62）這種只需要將掌心貼在上面的穴道。

誰都學得會！按壓穴道的技巧

④ 呼吸

注意吐氣的速度

一邊緩緩吐氣，一邊按壓穴道，同時在心中默數 1、2、3、4，接著一邊吸氣，一邊放鬆力道，再默數 5、6、7、8。若是鳩尾（P60）這種需要持續按壓 1～2 分鐘的穴道，也要記得放鬆身心，讓呼吸保持又緩又長的節奏。

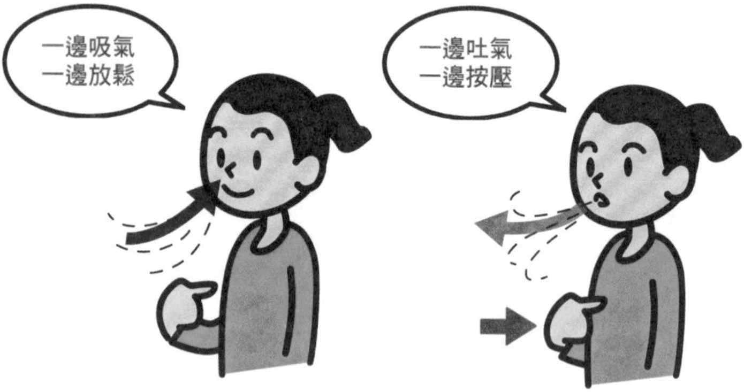

配合平緩的呼吸按壓，效果將更加明顯

按壓穴道的時候，請讓呼吸維持平緩的節奏，太過緊張會讓呼吸變得短促，所以請在吸氣之後，將氣吐得又長又緩，身心也會因此放鬆，按壓穴道的效果也會更加明顯。

按壓穴道時，基本上是吐氣時往下按，吸氣時放鬆力道。如果沒辦法如此控制吐氣與吸氣的節奏，就照平常的節奏吸吐。平常養成緩呼緩吸的習慣也有助於健康與長壽。

5 時間

用餐後一小時再按壓

不管是一天的哪個時段，都可以按壓穴道，例如早上起床之後按一次，睡覺之前再按一次，總之可在放鬆心情的時候按壓。但在用餐之後按壓腹部相關的穴道會不舒服，所以請隔一個小時之後再按。如果常失眠，可在晚上泡澡之後再按，幫助身心放鬆與入眠。

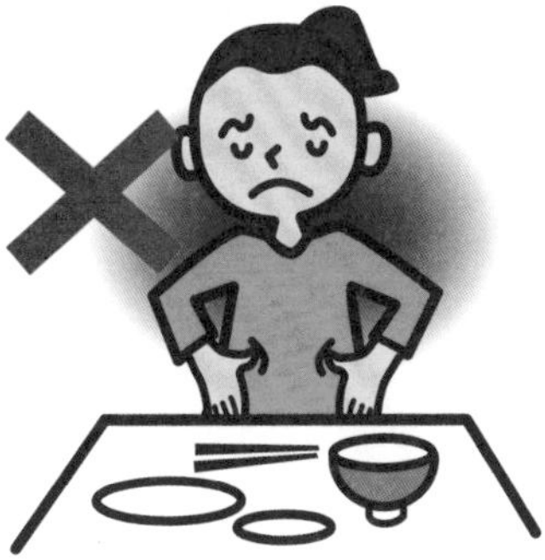

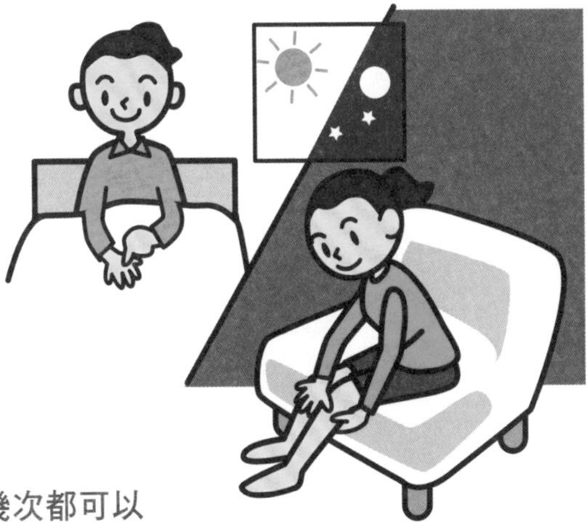

6 頻率

一天按幾次都可以

每天按也沒問題，1～2 天按一次也沒問題。如果目的是為了保健，一天按幾次都可以。就算沒辦法立刻看到效果也不要灰心，持之以恆才是重點。如果不小心閃到腰或是有些急性的疼痛，則可密集按壓穴道。

一解穴道按壓的各種疑惑！

Q&A

Q 不知道自己有沒有按到穴道

A 就算沒精準地按到穴道，其實還是會有效果，因為就算手指沒有直接按到穴道，也一定會有其他部位按到。與其一直想「這樣有按到嗎？」還不如告訴自己「一定按到了」，效果反而會更加顯著。

Q 按壓時，有什麼注意事項嗎？

A 初學者很常為了早點改善症狀而太過用力按壓，這有時會適得其反，所以輕輕按就好，大概是「應該按到了吧」的力道就夠了。

Q 背部的穴道該怎麼按？

A 最理想的方法就是請人幫忙按。本書介紹的穴道幾乎都可以自己按，但如果覺得不順手，不妨躺在網球或較硬的枕頭上，利用這些工具按壓穴道。

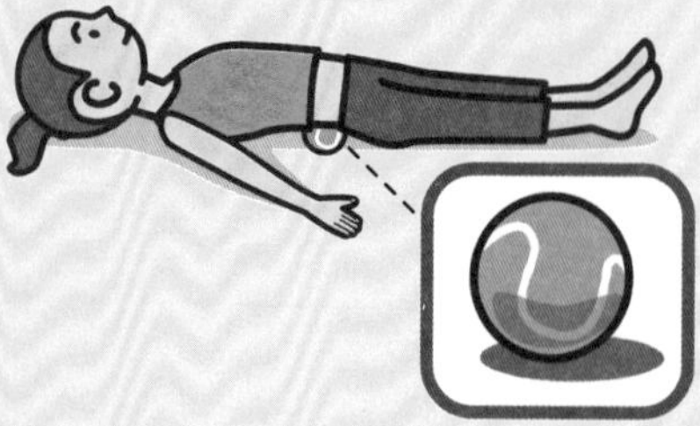

Q 泡澡時可以按嗎？

A 若是健康的年輕人就沒問題，但老年人最好避免。泡澡的時候，會對心臟以及其他部位造成負擔，所以盡量不要再按壓穴道，造成多餘的刺激。盡可能在身心放鬆的時候按，泡澡前後就是不錯的時間點。

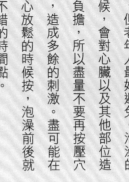

Q 按壓穴道之前，有什麼需要準備的嗎？

A 若指甲太長，記得先修短，也要記得洗手。如果有美甲，可改用筆或穴道按壓棒代替，不然也可以請別人幫忙按。

Q 什麼時候不建議按壓穴道？

A 水腫、濕疹發作、發燒、酒醉的時候盡量不要用。懷孕不滿三個月的時候也盡量不要按，以免造成流產。進入安定期而且得到醫師的許可後，可積極地按壓三陰交（P128）這類安胎的穴道。此外，癌症病患也要特別注意，因為按壓穴道會促進血液與淋巴的循環，有時反而會造成反效果，所以記得先跟醫師商量再按壓穴道，千萬別擅做主張。

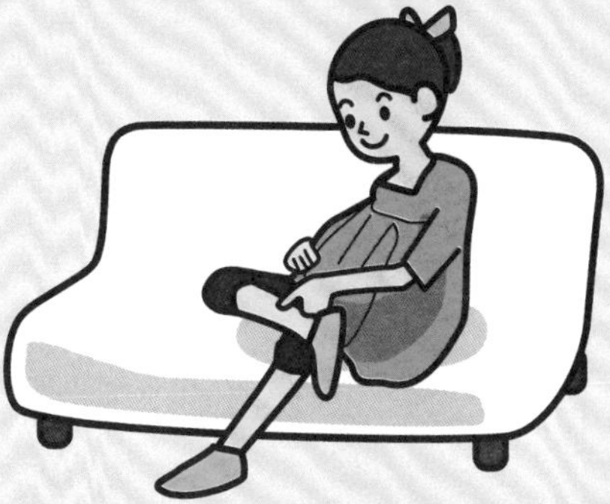

讓全身緊實，改善不適

一天3分鐘！整體枕伸展操

基本篇

整體枕的製作方法

材料：浴巾兩條、塑膠繩。

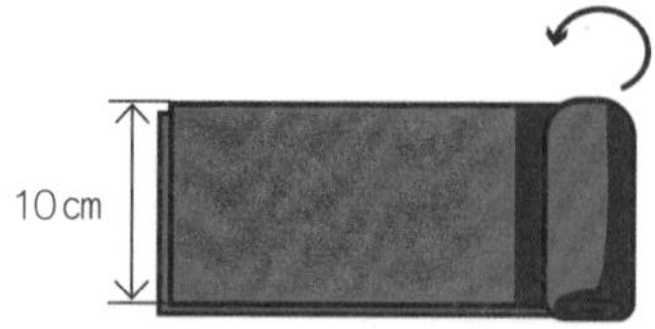

將兩條浴巾疊在一起後，用力捲成長條

先沿著浴巾的短邊折兩折，接著將折好的兩條浴巾疊在一起，再從短邊往另一邊捲。開始捲的時候，記得捲得紮實一點，到最後也要捲得緊緊的。

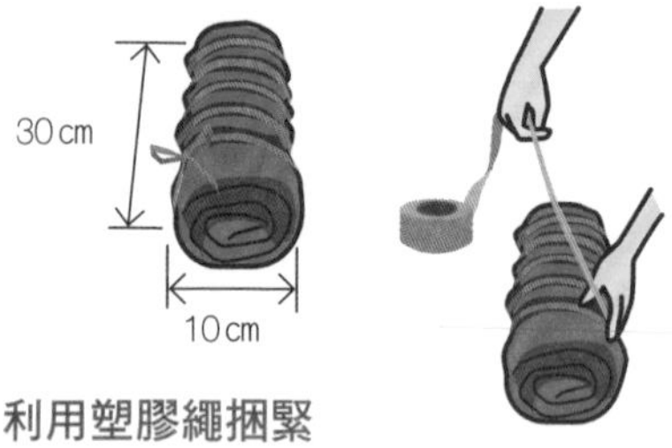

利用塑膠繩捆緊

利用塑膠繩綁緊捲好的浴巾。綁到尾端的時候再往回綁一次。記得用力綁，綁到塑膠繩都陷進浴巾為止。

改善內臟下垂、骨盤傾斜的問題，讓整個人通體舒暢！

我發明的整體枕伸展操只需要在躺下來的時候，將毛巾作為枕頭墊在背後，就能讓全身的肌肉與關節伸展開來，也能促進血液與淋巴的循環，同時活化自律神經與荷爾蒙，可說是一種劃時代的伸展操。

將整體枕墊在腰後面的時候，可讓外擴的骨盆閉合，讓下垂的內臟回到原本位置，正常地發揮原本的機能。一旦姿勢調整好，就能提臀與縮小腹以及雕塑全身的線條。

一天只需要花3～5分鐘躺在整體枕上面即可，如果能順便按壓穴道，效果將會更加顯著。

1

將整體枕墊在腰後面

坐在整體枕前面，雙腳伸直後，挺直背部，將整體枕緊緊靠在臀部後面。

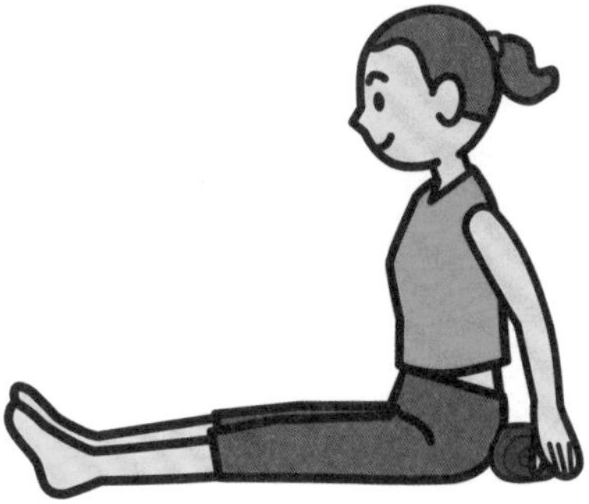

2

上半身往後躺

用手壓住枕頭兩端後，讓上半身往後躺，盡可能讓整體枕靠在肚臍的正下方。

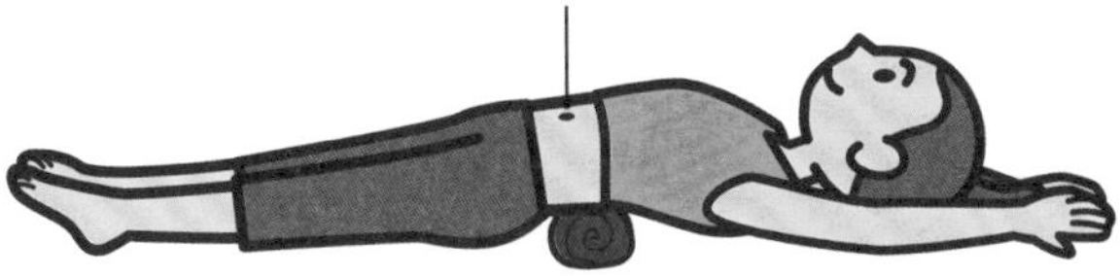

整體枕伸展操的主要效果

- 改善骨盤傾斜
- 雕塑全身線條
- 放鬆全身僵硬的肌肉
- 活化內臟機能

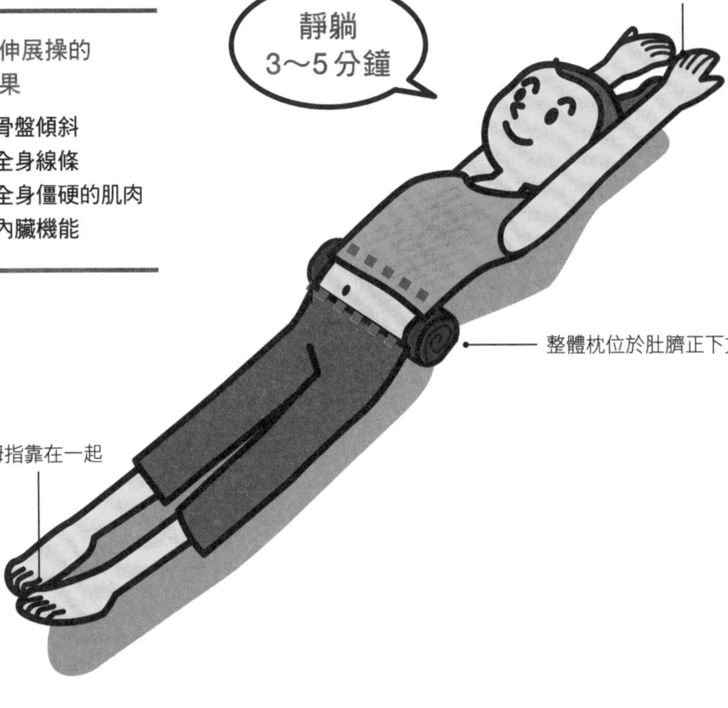

調整整體枕的位置，提升美容健康的效果

整體枕伸展操

進階篇

前一頁介紹的整體枕伸展操都是將整體枕放在肚臍的正下方，但其實將整體枕移到其他位置，還能有美容健康的效果。讓我們試著調整整體枕的位置吧！而且每個位置平均只要放3分鐘。若包含基本篇介紹的位置，總共只有4個位置，時間也只需要12分鐘，就能活化六臟六腑，提升免疫力。

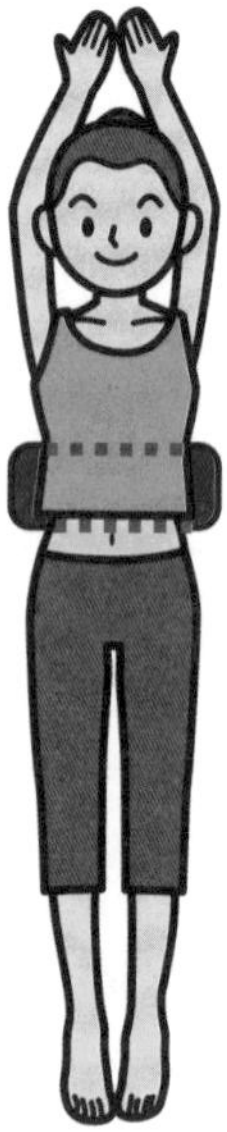

進階 1

將整體枕放在胃的正後方

●效果：雕塑腰部、改善胃痛、胸悶

這次整體枕要放在比基本篇的位置（肚臍的正下方）還要上面一點的胃部正下方。這麼做可讓肋骨內縮，拉提內臟位置，活化消化器官，雕塑腰部線條。

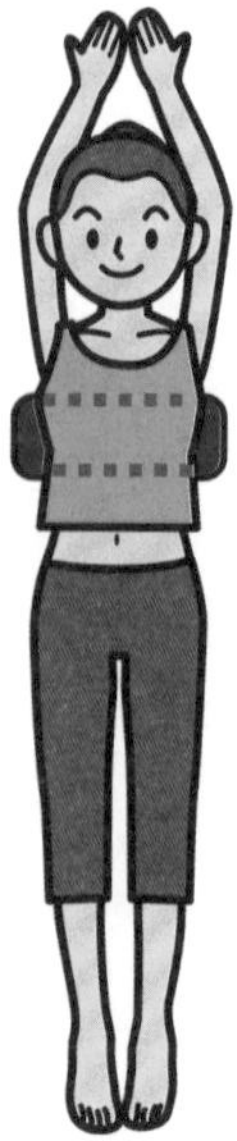

進階 2

將整體枕放在胸部正下方

●效果：提臀、改善心悸、氣喘

試著將整體枕移動到比進階1更上面的位置，也就是放在胸部的正下方。這個動作可讓胸大肌、肋間肌伸展，達到提臀的效果，也能活化被駝背壓迫的心臟與肺部的機能，改善心悸與氣喘的毛病。

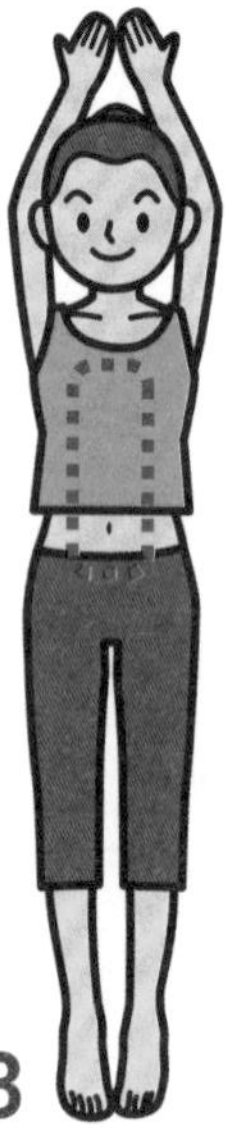

進階 3

將整體枕擺成直的

●效果：改善圓肩、蝴蝶袖、提升免疫力

最後是將整體枕擺成直的，放在肩胛骨到腰部的位置。這個動作能讓脊椎、肋骨舒展與改善圓肩。當體態變得更佳，更容易深呼吸之後，免疫力也會跟著提升。於辦公桌前久坐的讀者一定要試試看這個動作！

第1章 有效解決煩惱的穴道

在此要介紹能立刻解決頭痛、頭昏這類急性症狀的穴道。養成每日按壓穴道的習慣，一起預防這些慢性的老毛病吧。

◎

- □ 頭痛↓百會
- □ 頭昏↓中渚
- □ 感冒↓風門
- □ 鼻塞↓印堂
- □ 牙痛↓下關
- □ 肩膀僵硬↓肩井
- □ 鼻血↓啞門
- □ 暈車↓內關
- □ 眼睛疲勞、乾眼症↓晴明
- □ 嘴破↓商陽
- □ 宿醉↓期門
- □ 醒腦↓水溝
- □ 打嗝↓鳩尾
- □ 下痢↓神闕
- □ 多汗↓少府

緩解頭痛

百會

督脈

百會是位於頭頂的重要穴道，可調順全身的氣，讓全身放鬆。

其他效果

□頭昏
□耳鳴
□掉髮

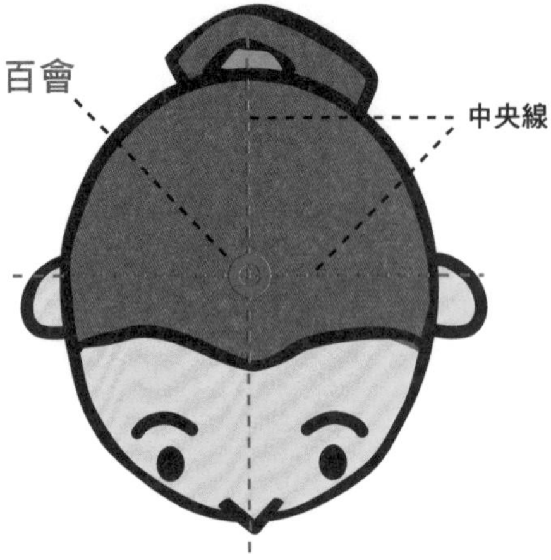

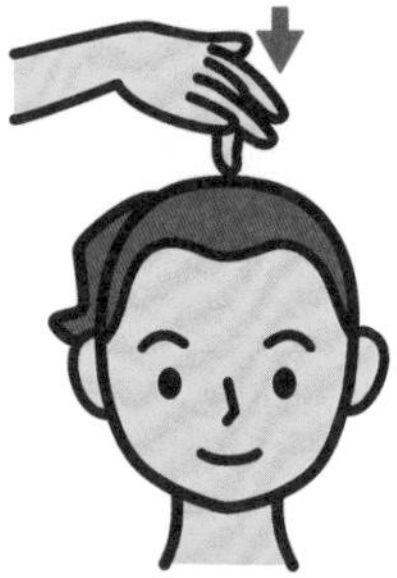

按壓方式

用中指垂直往下按壓 6～8 次，同時緩緩吐氣。放鬆力道的同時，慢慢吸氣。頭蓋骨很緊實，所以按到覺得有點痛也沒問題。

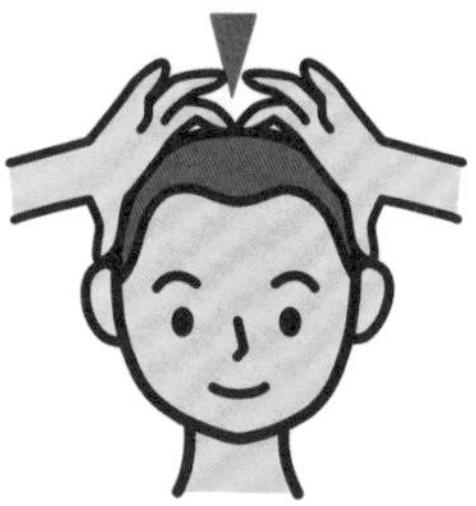

尋找方式

頭部的正中線（從鼻子往頭頂延伸的垂直線）與左右耳朵上緣連成的線的交會處，就是百會的位置。將拇指靠在耳朵上緣，再讓左右手的中指往頭頂延伸至互相碰觸的位置就是百會。

讓大腦的血液循環與能量的流動更順暢，讓思緒變得清朗

「百會」是能緩解各類頭痛的萬能穴道，也是多種生命能量匯聚之處，所以可讓經絡裡的能量順暢地流動，也能改善大腦的血液循環。此外，有些穴道可緩解特定的痛點，例如「上星」可緩解前額頭痛，「率谷」可紓緩偏頭痛，「天柱」可減輕後頭痛。頭痛時，可先按壓百會，之後再依痛點的位置按壓對應穴道。有時頭痛是因「頭熱足寒」引起。手腳冰冷的人很容易因為一時激動而頭痛，要記得讓腳部保持溫暖。也可參考治療手腳冰冷的穴道（P134）。

緩解前額頭痛

上星

督脈

位於前頭部的正中線上。抬頭時，這個穴位會對到星星的位置，因而得名。

其他效果

- □鼻塞
- □花粉症
- □眼睛疲勞

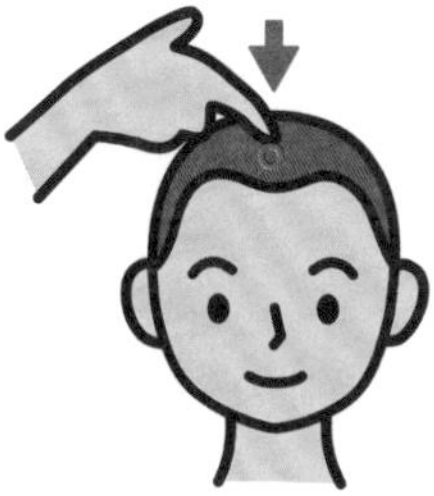

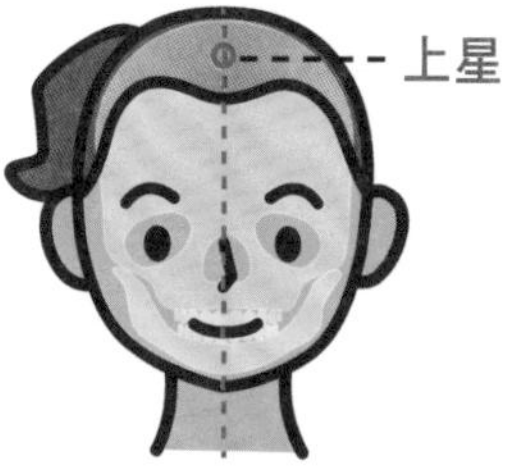

按壓方式

用中指往頭部中心點用力按壓6～8次。

尋找方式

從額頭中央髮際沿著頭部的正中線（從鼻子往頭頂延伸的垂直線）往上一指幅的位置，就是上星這個穴位。

緩解偏頭痛

率谷

足少陽膽經

率＝沿著、谷＝穴道。沿著耳朵尋找穴道的意思。

其他效果

- □頭昏
- □眼睛疲勞
- □臉部鬆垂

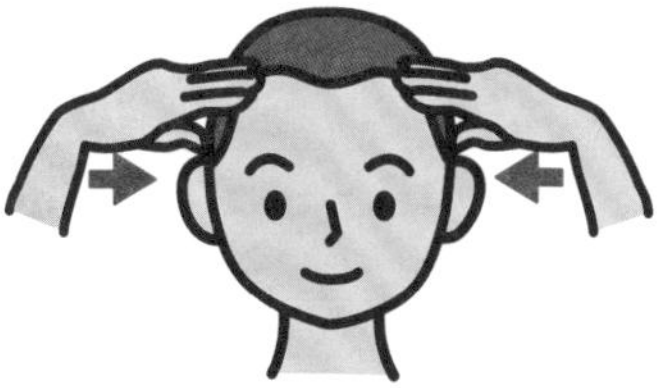

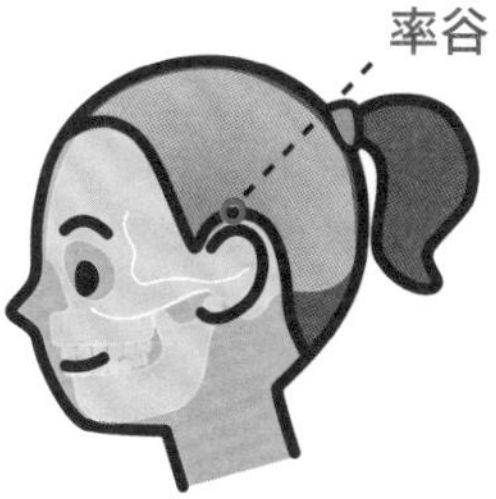

按壓方式

用兩手的拇指往頭部中心點用力按壓6～8次。

尋找方式

位於從耳朵最高處往上一指幅的位置。就是耳朵上方凹陷之處。

緩解後頭痛

天柱

足太陽膀胱經

位於後腦杓，撐起頭部的重要穴道。能有效紓緩心理疲勞。

其他效果

- □頸部僵硬
- □眼睛疲勞
- □提升專注力

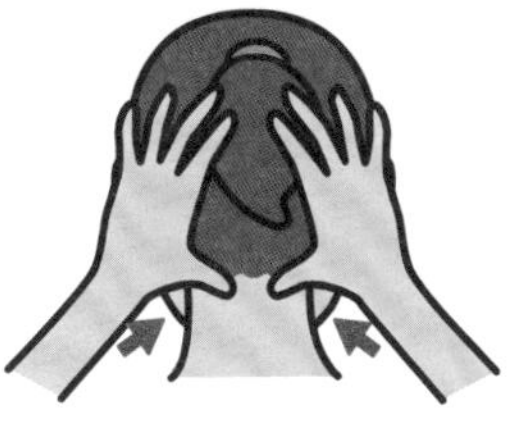

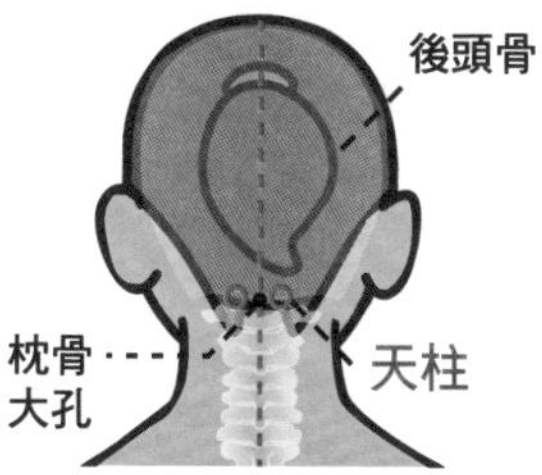

按壓方式

用雙手包住後腦杓，再將兩手的拇指靠在左右的穴道上。接著往頭部中心點按壓6～8次。

尋找方式

後腦杓髮際偏上與後腦杓下緣的中央處有所謂的「枕骨大孔」，從枕骨大孔往左右兩側一指幅的距離就是天柱的位置。

緩解頭昏

其他效果

□耳鳴
□腰痛
□宿醉

中渚

手少陽三焦經

位於無名指與小指之間，可調理內臟，增強生命力。

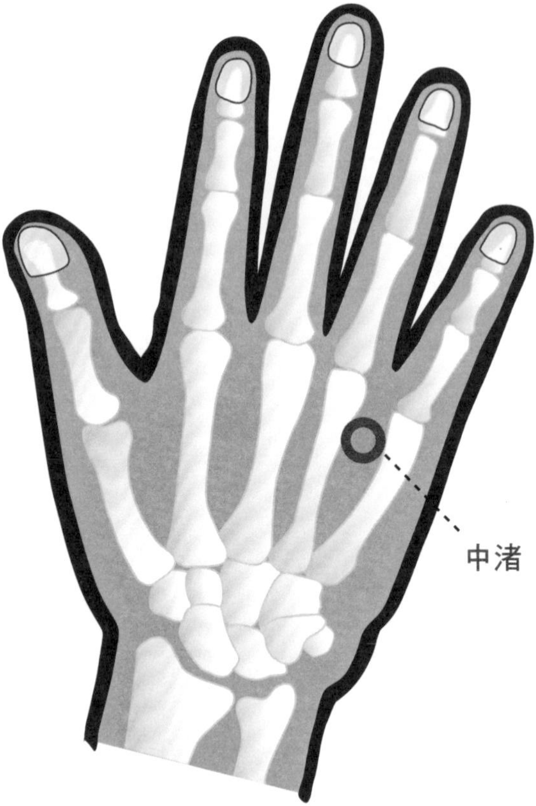

按壓方式

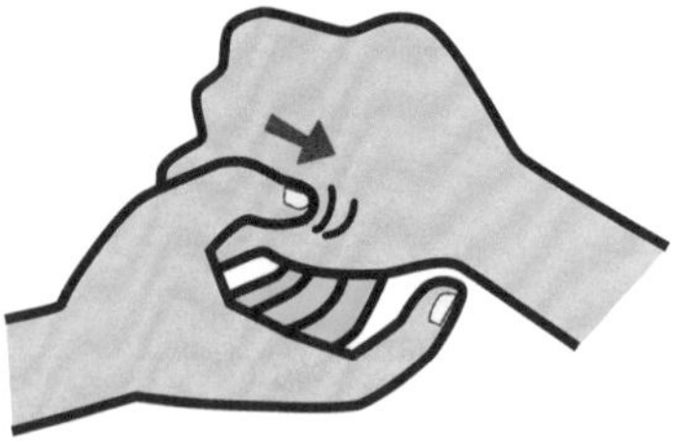

讓拇指以由上往下的方式，往手腕的方向按壓無名指的根部，次數大概是6～8次，力道則是不會覺得痛的程度。左右手的穴道都需要按壓。

尋找方式

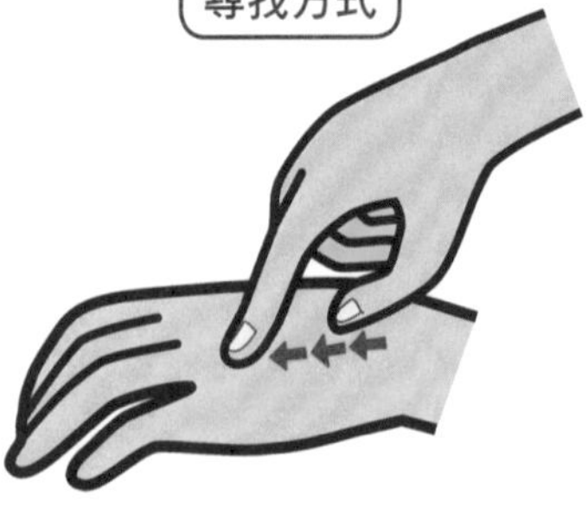

中渚位於小指與無名指之間的手背凹陷處。用手指從手腕往指骨之間移動，直到無名指突出來的骨頭之前。

調理內耳三半規管，改善大腦血液循環

頭昏的種類很多，有的會覺得天旋地轉；有的則是突然站起來，瞬間眼前一黑的感覺。而天旋地轉的頭昏通常是掌管平衡管的內耳三半規管出問題，而眼前一黑的頭昏則有可能是源自大腦的血液循環不良。一旦自律神經因為壓力或疲勞而紊亂，就無法調節血壓，也就很容易頭昏。

如果覺得頭昏昏的，可先試著按壓「中渚穴」，而「厲兌穴」也能有效緩解頭昏引起的嘔吐感。

這個穴道也很有效果！

厲兌

足陽明胃經

位於腳指甲的穴道。兌有末端的意思。

其他效果

□嘔吐
□花粉症
□憂鬱症

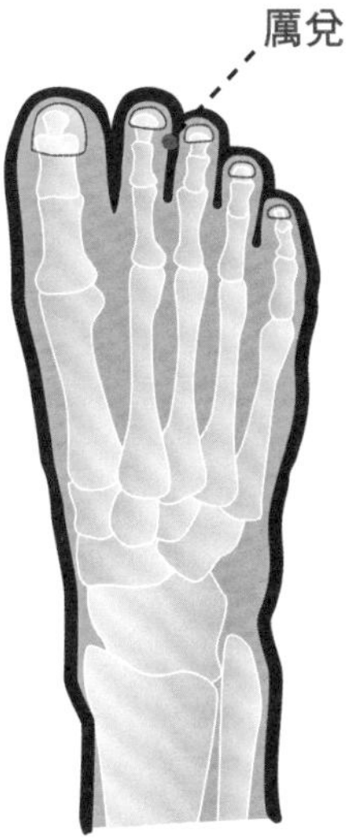

還有這種方法！

頭昏時，可利用透氣膠帶將一顆白米貼在厲兌穴持續給予刺激，維持這個穴道的效果。貼在中渚穴也有一定的效果。

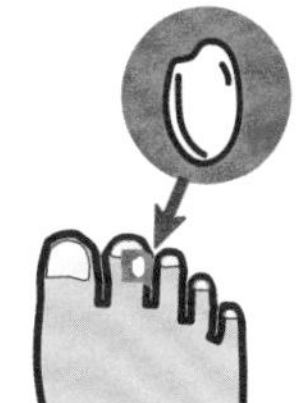

按壓方式

拇指按在穴道上，食指從食趾內側往上撐起，再以類似捏東西的手法慢慢按壓 6～8 次。左右腳的穴道都需要按壓。

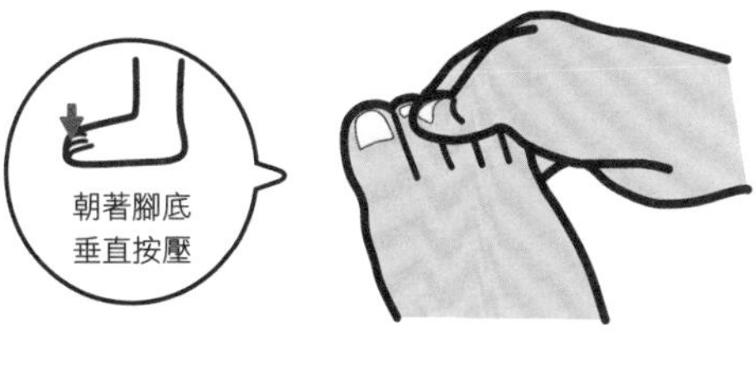

尋找方式

距離食趾指甲的根部 2 公釐，靠中趾這側的位置。

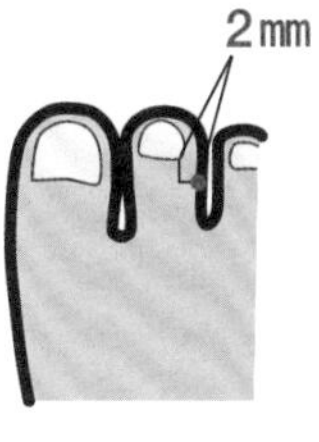

緩解感冒

風門

足太陽膀胱經

位於背部上方、肩胛骨之間。可通暢肺氣，改善體表機能。

其他效果
□氣喘
□發燒
□肩膀僵硬

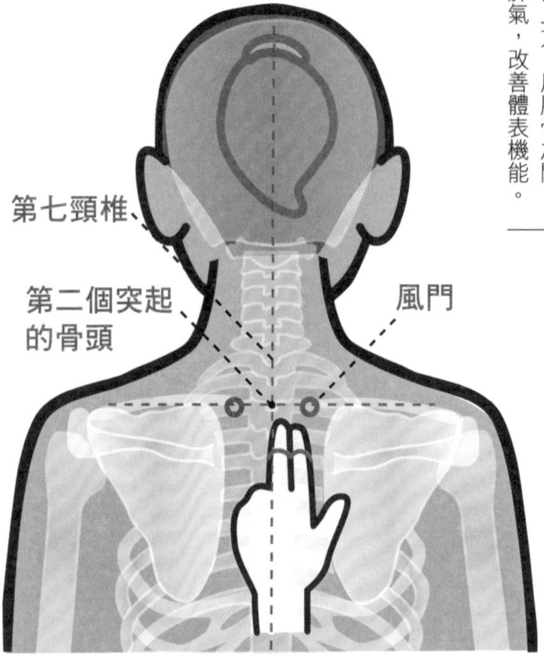

尋找方式

讓頭部往前傾之後，先找到脖子後面最突出的骨頭（第七頸椎），接著再往下找到第二個突起的骨頭，然後往左右兩指幅的距離移動，就能找到這個穴道。

按壓方式

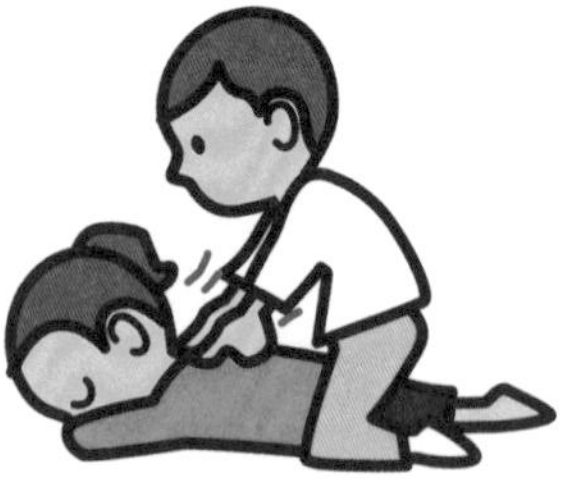

請別人幫忙按最具效果，可請對方用拇指同時按壓兩側的穴道。

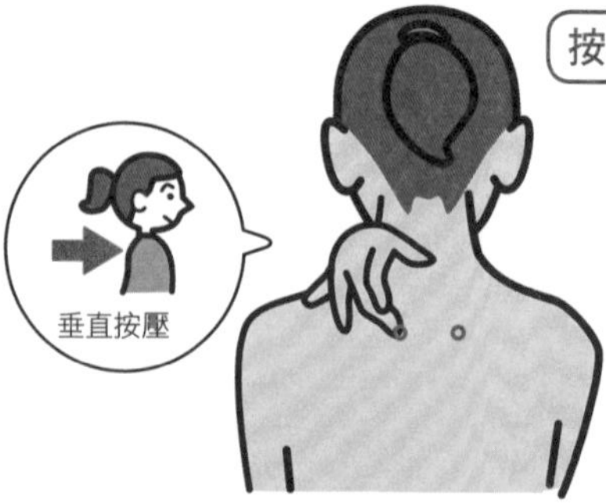

以中指按壓左右兩側的穴道各 6～8 次。吐氣的同時垂直按壓，並在吸氣時放鬆力道。左右兩側的穴道都需要按壓。

感冒的日文「風邪」語源就是邪氣從「風門」入侵之意

自古以來，東洋醫學都將風邪讀成「huja」，指的是邪氣從「風門」這個穴道入侵的意思，沒想到「風邪」一詞，居然是源自東洋醫學。一旦身體吹風著涼，皮膚與黏膜就會變得乾燥，免疫力也會下降，細菌與病毒也容易侵入身體，所以平常就要養成保暖脖子的習慣，若覺得快要感冒，可試著按壓「風門」這個穴道預防。位於肺經的「尺澤」是能全面緩解咳嗽、鼻塞這類呼吸道症狀的穴道。

這個穴道也很有效果！

尺澤

手太陰肺經

位於前臂凹陷處，能有效止咳的穴道。

其他效果

- □嘔吐
- □花粉症
- □憂鬱症

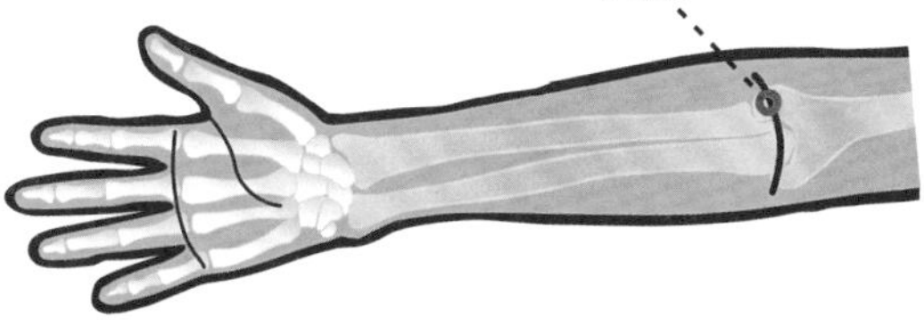

按壓方式

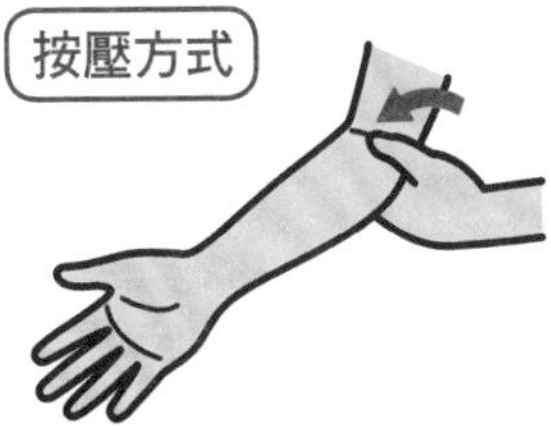

用拇指按壓左右手穴道各6～8次。邊吐氣邊往手臂中心處按壓，接著邊呼氣邊放鬆力道。左右手的穴道都需要按壓。

尋找方式

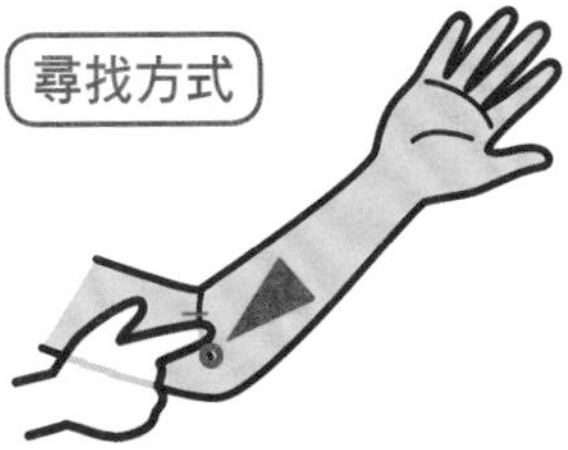

先將手肘彎起來，看到皺褶後，從皺褶中央處往拇指這側移動一指幅，應該可以摸到凹陷處，尺澤就位於這個凹陷處。

福辻院長的穴道專欄 1

將暖暖包貼在風門，可有效擊退感冒

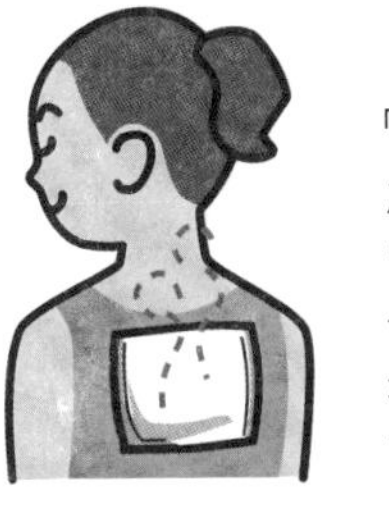

「風門」有風之門的意思，換言之，風從此門進入會害我們感冒。出現感冒症狀的時候，會不會覺得這一帶有種冷冷的，讓人有點發抖的感覺？如果覺得自己快感冒了，不妨將拋棄式的暖暖包貼在這個穴道。記得貼的時候要隔著內衣，熱得流汗時，也要記得擦乾身上的汗。養成天冷時在這個穴道貼暖暖包的習慣，就能遠離感冒。

緩解鼻塞

印堂

奇穴

位於雙眉之間的中心點，微微凹陷的部位。也能緩解緊張情緒。

其他效果
□頭痛
□眼睛疲勞
□失眠

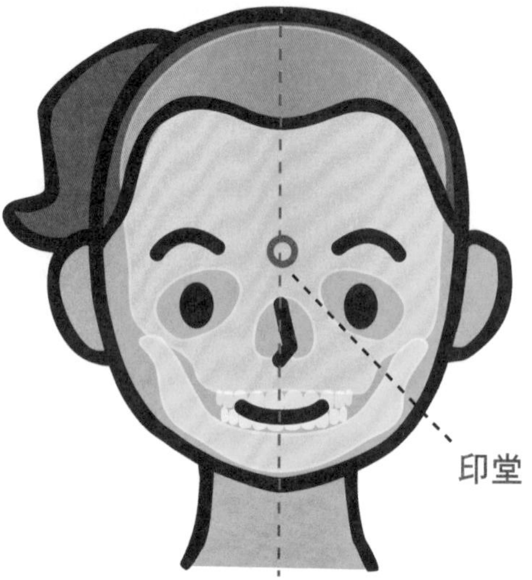

尋找方式

印堂位於身體中心線的眉間凹陷處，按壓時會隱隱作痛。

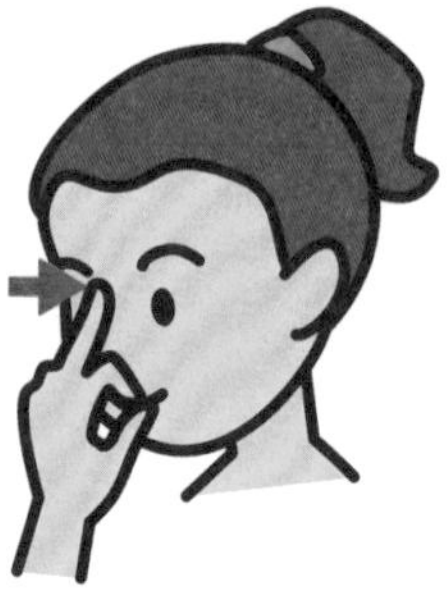

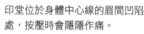

按壓方式

以中指按壓穴道 6～8 次。一邊吐氣，一邊往頭部中心按壓，接著一邊吐氣，一邊放鬆力道。

抑制鼻炎，改善鼻塞

一旦鼻子的黏膜因為感冒或花粉症發炎，就會整個腫起來，此時呼吸就會變得很不順暢，也會不斷分泌鼻水。東洋醫學認為，讓鼻水流出來比較好，但如果症狀嚴重到影響工作，可試著按壓穴道應急。「印堂穴」可刺激眼睛、鼻子周遭的血液循環與神經，讓鼻子變得通暢。古印度瑜珈認為這個穴道是我們的第三隻眼，也就是所謂的眉心輪（chakra），同時也是能量的出入口。「合陽」是能改善鼻腔黏膜發炎的穴道。

這個穴道也很有效果！

合陽

足太陽膀胱經

位於小腿後側的中央處。
可緩解腰痛或背痛。

其他效果
- □ 腰痛
- □ 坐骨神經痛
- □ 痔瘡

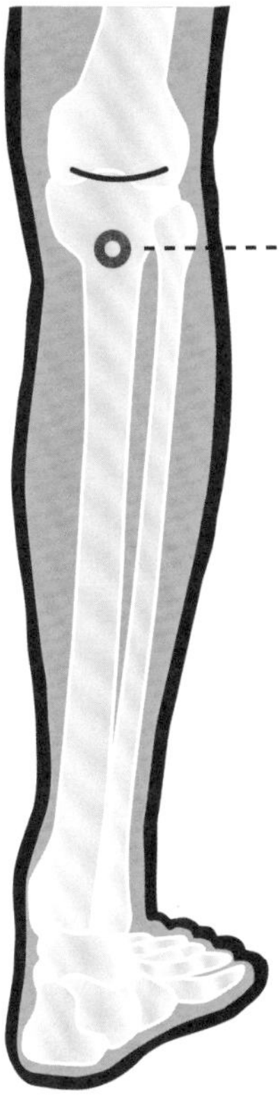

尋找方式

彎曲膝蓋後會出現皺褶，接著從這個皺褶的中心點往下移動三指幅，就能找到這個穴位。

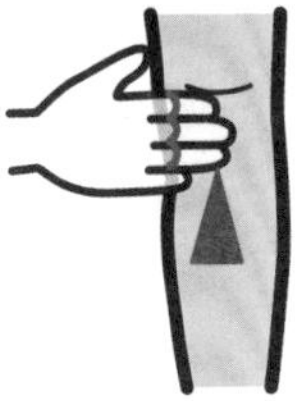

按壓方式

用拇指按壓左右腳的穴道各6～8次。邊吐氣邊往腳的中心點用力按壓後，邊吐氣邊放鬆力道。按壓時，可將兩隻手的拇指疊在一起按。左右腳的穴道都需要按壓。

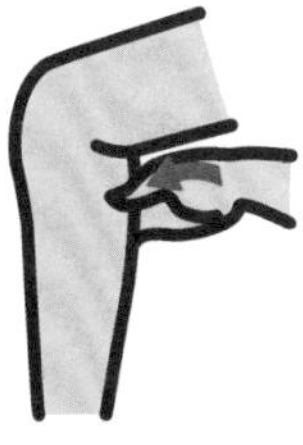

福辻院長的穴道專欄 2

有鼻塞問題就讓腎臟變得溫暖

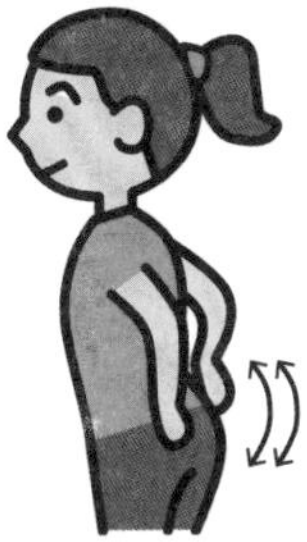

東洋醫學認為鼻塞是身體陷入積水、手腳冰冷的症狀，也是腎臟出了毛病的訊號。所以若有鼻塞問題，可將雙手分別捂在腰部左右兩側的腎臟位置。按壓「腎俞穴」（P148）或是利用束腰這類小物保暖，都能有效解決鼻塞的問題。

唯一要注意的是，別把暖暖包長時間貼在腎臟的位置，以免讓嬌弱的腎臟承受多餘的負擔。

緩解牙痛

下關

足陽明胃經

這是位於顴骨下方的穴道，「關」有「下顎骨」的意思，故得此名。

其他效果

□頭痛
□臉部水腫
□臉部鬆垂

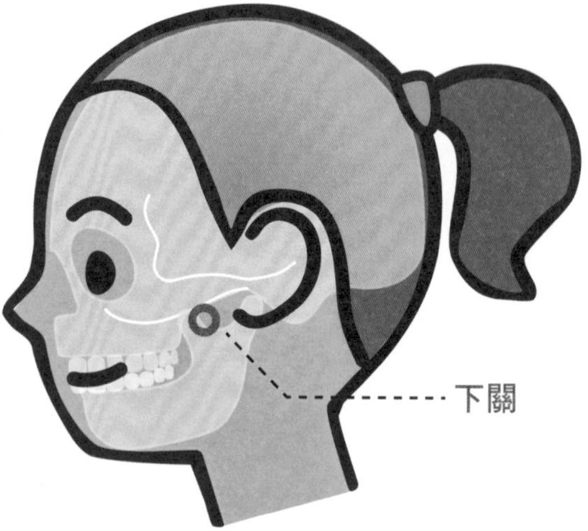

按壓方式

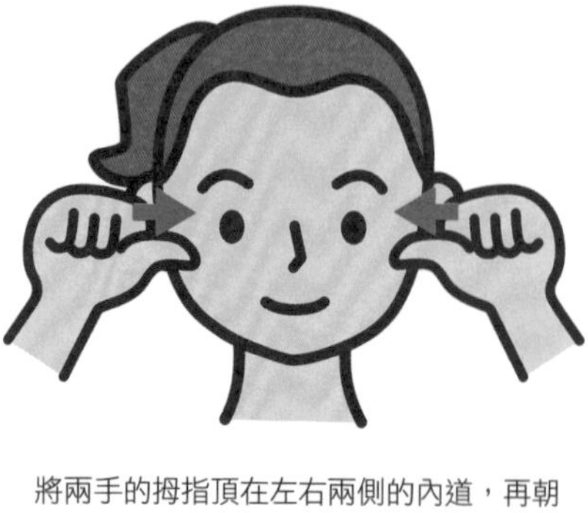

將兩手的拇指頂在左右兩側的內道，再朝頭部中心點一邊吐氣，一邊輕緩地按壓6～8次，再一邊吐氣，一邊放鬆力道。

尋找方式

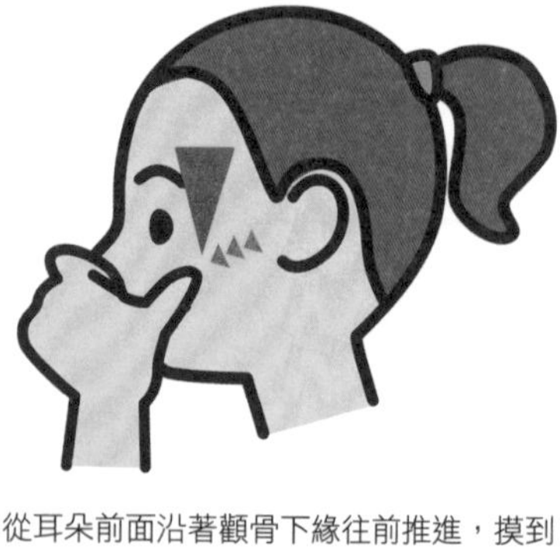

從耳朵前面沿著顴骨下緣往前推進，摸到最深的凹陷處就是穴道的位置。這個穴道位於嘴巴閉合時，下巴的骨頭凹下去，張開嘴巴會凸出來的位置。

利用能有效鎮痛的穴道
壓制突如其來的疼痛

牙痛的原因有很多種，例如蛀牙、牙周病、疲勞都是其中一種。雖然蛀牙或牙周病都是必須就診的疾病，但如果在工作或半夜突然發作，可試著按壓穴道，緩解不適的疼痛。此外，若是因為疲勞導致牙齒的神經過於敏感，或是吃到太冰的東西而牙痛，通常只要按壓穴道就能立刻減緩症狀。

鎮痛效果明顯的「下關」與「溫溜」都能直接影響牙齒的神經，也能緩解發炎症狀，所以最適合對付突如其來的疼痛。

這個穴道也很有效果！

溫溜

手陽明大腸經

溫＝陽氣、溜＝流動，所以這個穴道有陽氣流動之意。

其他效果
- □ 鼻血
- □ 喉嚨痛
- □ 肩膀僵硬

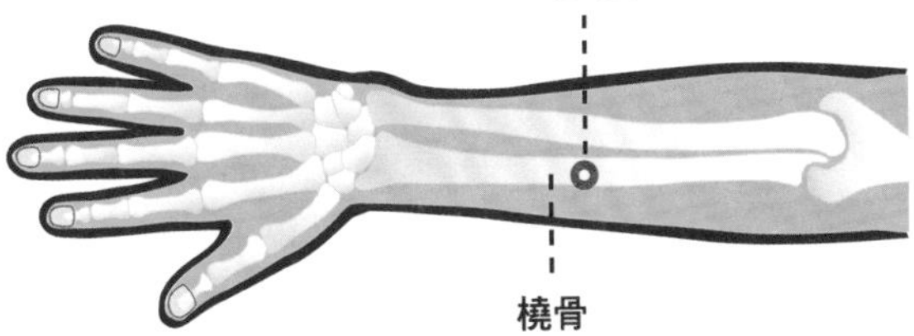

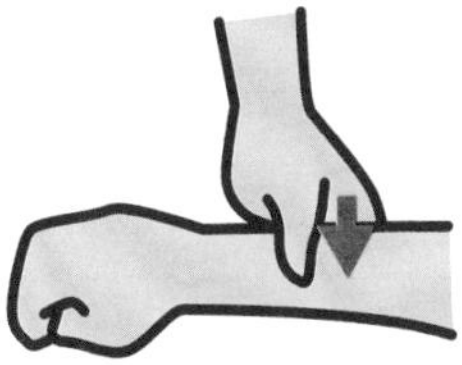

按壓方式

將拇指壓在穴道上，邊吐氣邊往手臂中心點用力按壓6～8次，左右兩側的穴道都需要按壓。

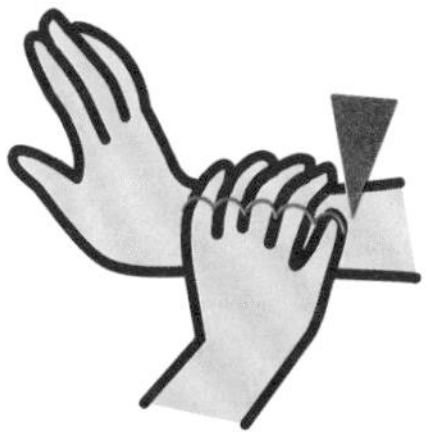

尋找方式

從手腕的關節往手肘方向移動五指幅，即可在橈骨（前臂拇指側的長骨）上方找到這個穴道。

還有這種方法！

頭非常痛時，除了依照上述的方法，配合呼吸按壓6～8次，還可以連續按壓1分鐘，效果一樣顯著，也可以按到不痛為止。也很建議把鋁箔紙揉成米粒大小，然後用透氣膠帶貼在穴位上，持續刺激這個穴道。

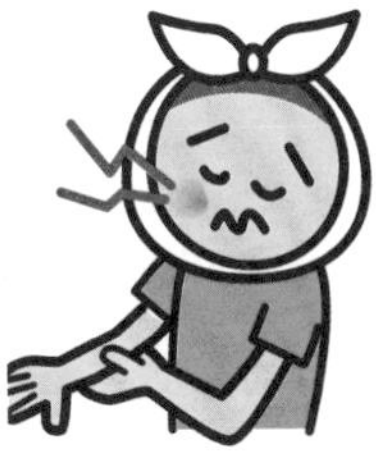

緩解肩膀僵硬

肩井

足少陽膽經

位於脖子根部到肩頭的中間。井有湧出、開始的意思。

其他效果
- □牙痛
- □頭痛
- □憂鬱

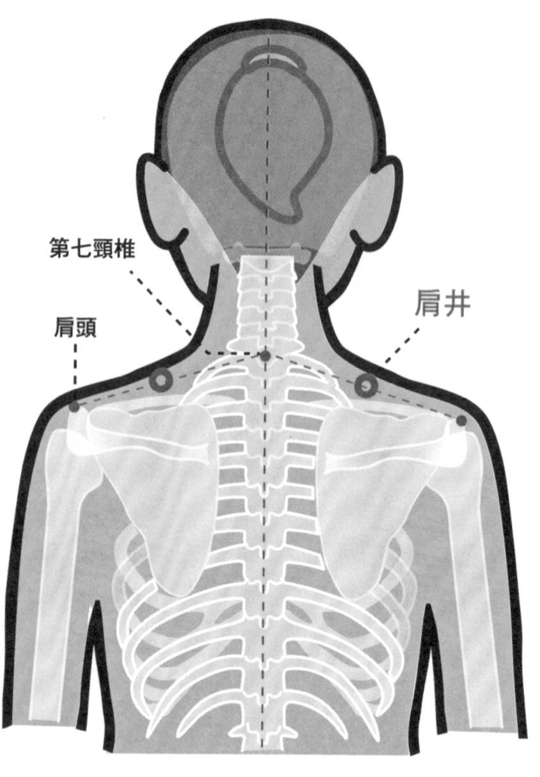

尋找方式

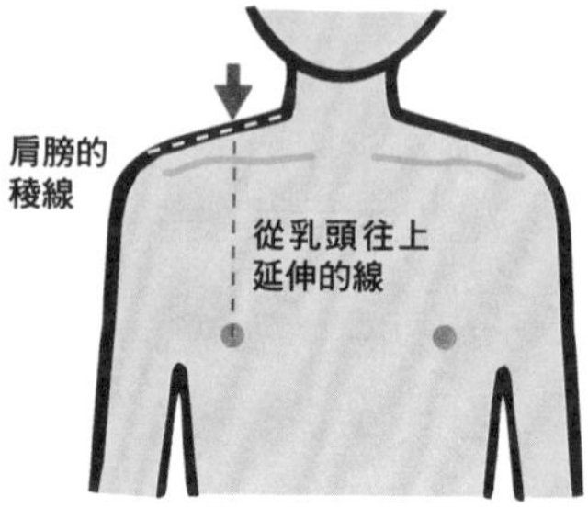

低頭後，脖子後面最突出的骨頭（第七頸椎）與肩膀末端（肩頭）連成線的中間點，就是這個穴道的位置。從乳頭垂直往上延伸，到肩膀最高的位置，也能找到這個穴道。肩膀僵硬的人若是按壓這個穴道，應該會覺得悶悶痛。

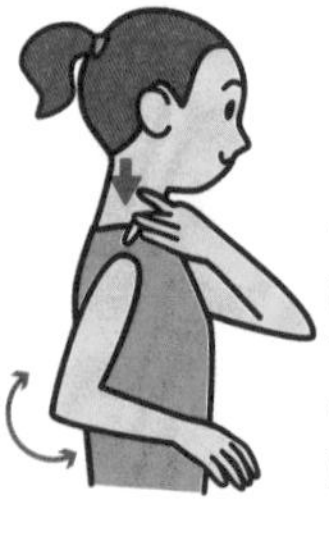

一邊按壓這個穴道，一邊讓手臂前後旋轉 6～8 次會更有效果。下一頁的巨骨也能以同樣的方式加強效果。

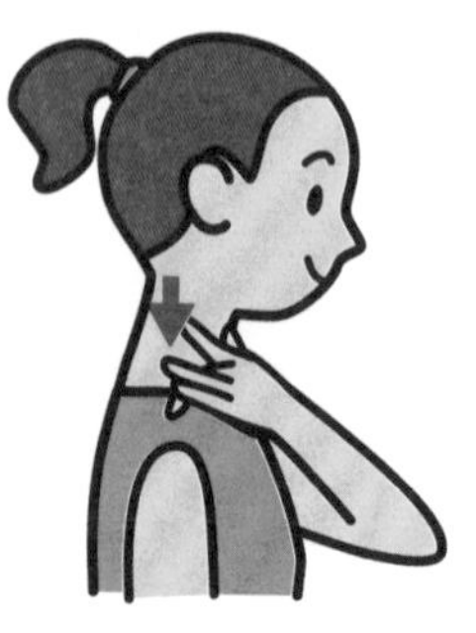

按壓方式

以中指按壓穴道 6～8 次。按壓時，邊吐氣邊垂直往下壓，接著邊吸氣邊放鬆力道。

放鬆緊繃的肌肉，排出疲勞物質

長時間維持同一個姿勢使用智慧型手機或電腦，會導致脖子到肩膀、背部的肌肉緊繃與僵硬。若從事需要不斷打鍵盤的工作，與手臂連結的肩膀肌肉也會跟著疲勞。精神緊張或壓力也有可能造成肩膀僵硬的問題。

此時可先試著按壓最能緩解肩膀僵硬的「肩井」與「巨骨」，直接刺激最容易僵硬的部位，如此一來，這部位的血液循環會變好，囤積的乳酸或其他疲勞物質也會排出，肩膀僵硬的毛病也能得到改善。建議各位養成在工作或其他情況下覺得肩膀僵硬，就立刻按壓這類穴道的習慣。

這個穴道也很有效果！

巨骨

任脈

位於肩膀後側的上方，能有效緩解肩部關節的疼痛。

其他效果
- □上臂神經痛
- □類風濕性關節炎
- □牙痛

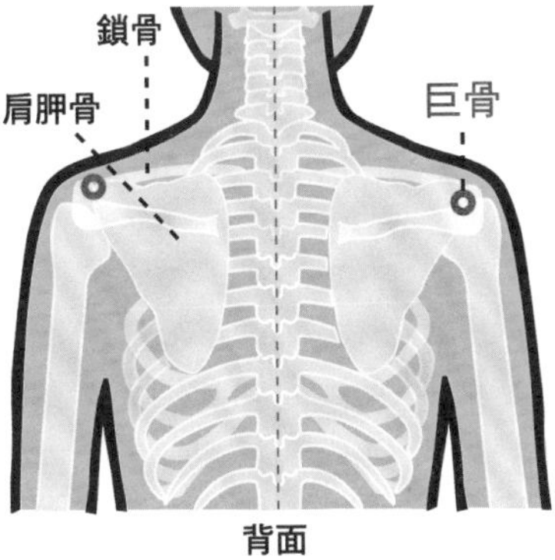

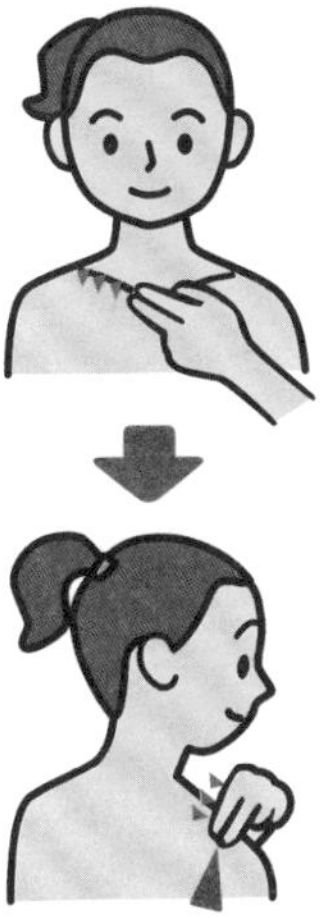

尋找方式

用手指從下巴正下方往肩膀背面摸，直到摸到鎖骨後側，肩膀根部的三角形凹陷處，就是穴道的所在位置。這裡是鎖骨與肩胛骨的接合處。

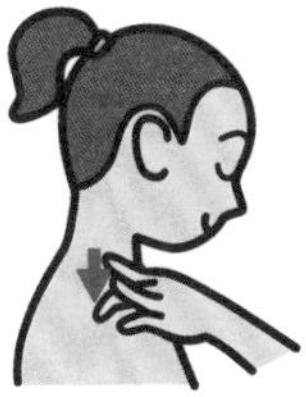

按壓方式

以中指按壓6～8次，一邊吐氣一邊垂直按壓，之後再一邊吸氣一邊放鬆力道。

福辻院長的穴道專欄 3

你是右肩還是左肩僵硬？

來到診所的患者之中，有不少是只有一邊肩膀僵硬的人。東洋醫學認為，右肩僵硬的人有肝臟或壓力的問題，左肩僵硬的人有心臟或消化器官的問題。如果是右邊的肩膀僵硬，可試著按壓對應肝臟的穴道（P127「太衝」），左側肩膀僵硬則可試著按壓對應心臟的穴道（P97「神門」），按壓一些自己覺得適合的穴道吧。

阻流鼻血

啞門

督脈

啞代表無法言語的狀態。
啞門是用於治療這類症狀的穴道。

其他效果
□頭痛
□脖子僵硬
□鼻塞

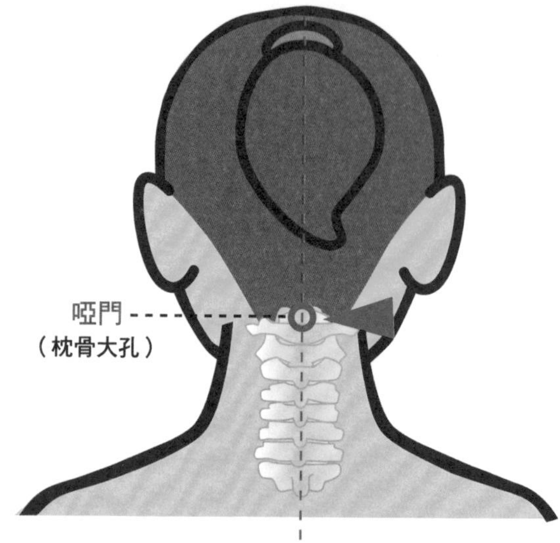

尋找方式

位於後腦杓髮際上方，枕骨下緣正中央的凹陷處。這個位置也稱為「枕骨大孔」。

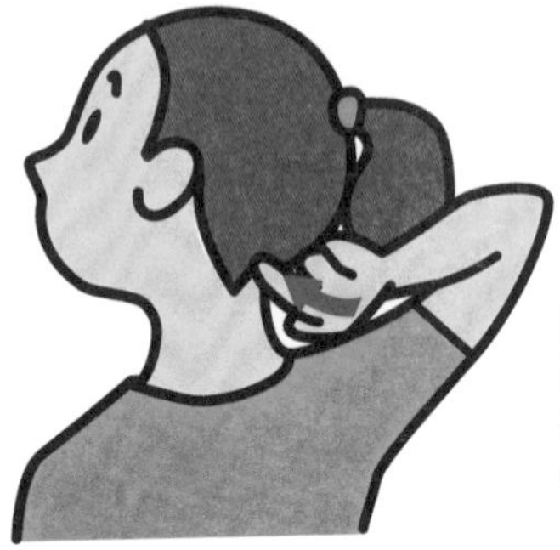

按壓方式

若要阻止鼻血繼續流，可稍微把頭往上仰，一邊吐氣，一邊往頭部中心點按壓穴道6～8次。吸氣時放鬆按壓的力道。

如果一直莫名其妙流鼻血就要特別注意

鼻子入口附近有許多微血管，稍微摳弄一下，或是用力擤鼻涕，都有可能會流鼻血。此外，血管因為動脈硬化或糖尿病這類疾病而脆化的話，也很容易流鼻血。

東洋醫學認為，鼻血要流乾淨才好，但如果正在工作或是非得趕快止血的場合，不妨按按「啞門」這個止血的穴道應急。如果泡澡之後，覺得頭暈目眩又流鼻血，按壓「玉枕」這個穴道能有效緩解症狀。如果一直莫名其妙流鼻血，有可能是重大疾病快要發作的警訊，建議早點去耳鼻喉科接受診療。

這個穴道也很有效果！

玉枕

足太陽膀胱經

位於後腦杓隆起最高之處的穴道。

其他效果
- □ 鼻塞
- □ 眼睛疲勞
- □ 掉髮

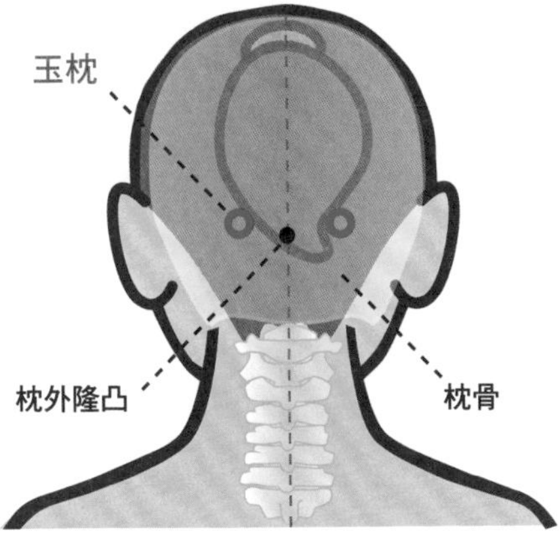

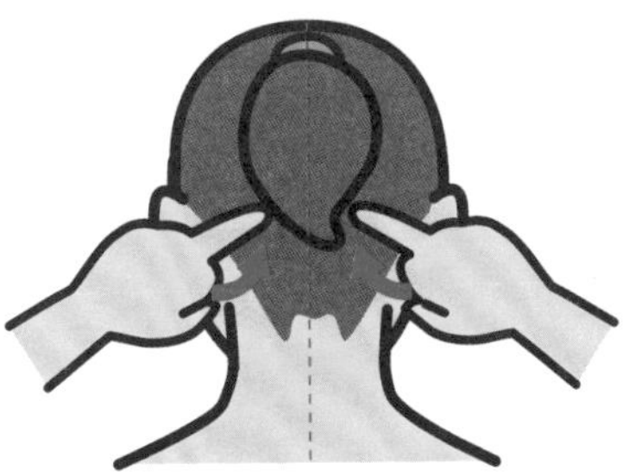

按壓方式

以中指按住左右穴道，邊吐氣邊往頭部中心點按壓 6～8 次，吐氣的同時放鬆按壓的力道。

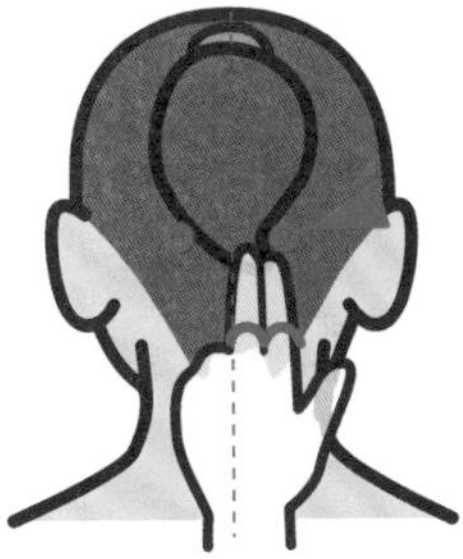

尋找方式

從後腦杓最突起的位置（枕外隆凸）往左右移動兩指幅的位置。

穴道名稱由來 ❶
玉枕

中國古代將貴重的「玉」製成的枕頭稱為「玉枕」，而這類文物常於貴人的墳墓出土。玉指的是尊貴的東西、圓潤的東西、堅實的東西，所以一說認為這尊貴的東西指的就是大腦或是後腦杓隆起的部分。枕指的是枕骨。由於睡覺時，「玉枕」這個穴道正好就是靠在枕頭上的位置，因此得名。

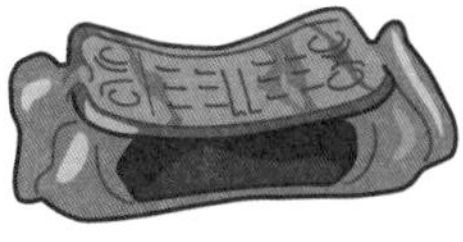

中國古代的玉枕

【緩解暈車】

其他效果

□ 胃痛

□ 宿醉

□ 煩燥

內關

手厥陰心包經

位於手腕內側偏下的位置，內有內側之意，關則是氣血出入的要害之處。

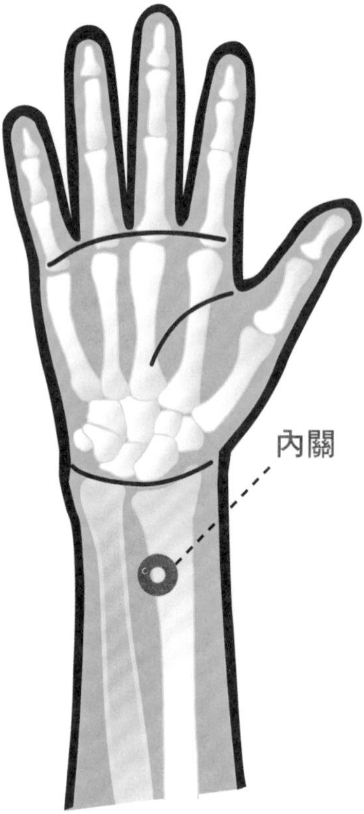

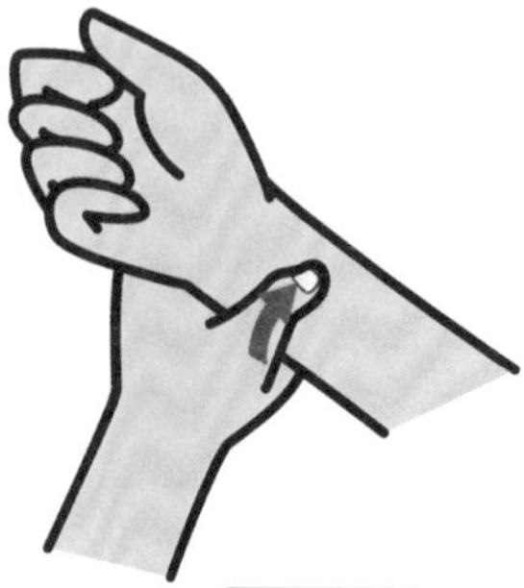

按壓方式

將手指壓在穴道上，一邊吐氣一邊垂直往下按壓 6～8 次，吸氣的同時放鬆按壓的力道。兩手的穴道都需要按壓。在搭乘交通工具之前按壓，能有效預防暈車。

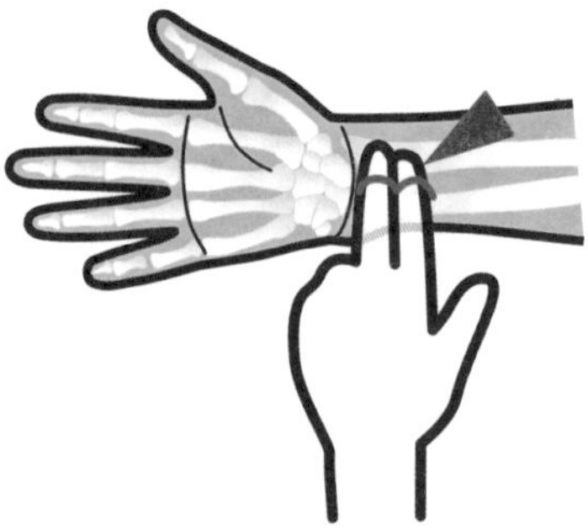

尋找方式

從手腕內側的皺褶中心點往手肘方向移動兩指幅的位置。

抑制自律神經紊亂與放鬆心情

暈車或暈船是因為公車、汽車、船的振動，導致平衡感失調，自律神經異常的症狀。

「內關」是能增進抗壓力、穩定精神的萬能穴道，在畢業旅行或其他需要長時間搭乘交通工具之前，在這個穴道貼顆米粒，就能放鬆心情，避免暈車。「內庭」這個穴道可調整腸胃狀況，緩解暈車想吐的感覺。搭乘交通工具的時候，最好坐在公車前面的位置或是其他能看到前進方向的座位，避免視線與身體的搖晃不一致，便能有效避免暈車。

這個穴道也很有效果！

內庭

足陽明胃經

這個穴道位於腳趾張開，如庭院般寬廣之處，故得此名。

其他效果
- □腹痛
- □胃痛
- □牙痛

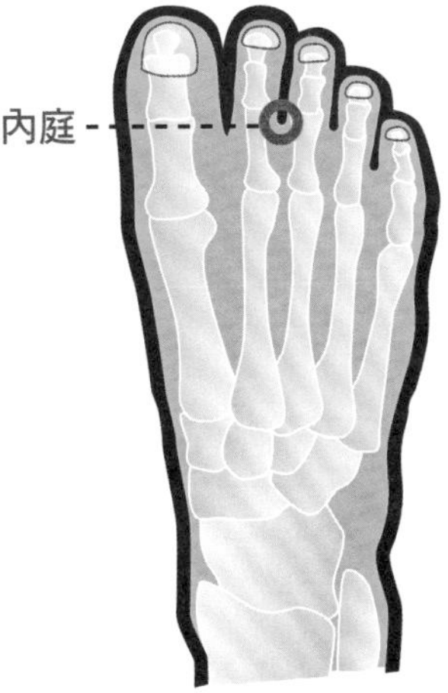

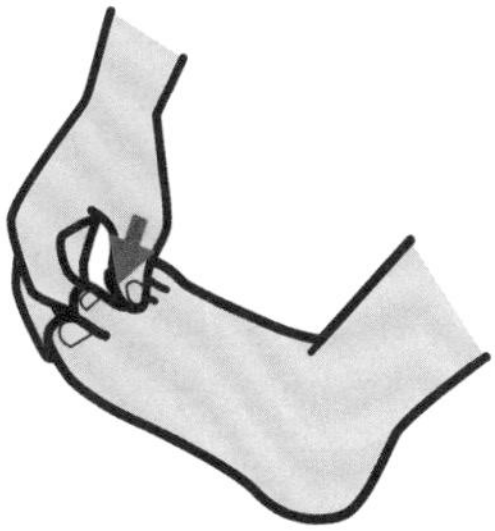

按壓方式

將拇指按在穴道上，再用食指從背面往上頂，一邊吐氣，一邊以拇指垂直往下按壓6～8次，吐氣的同時放鬆按壓的力道。

尋找方式

在第二腳趾與第三腳趾之間的中央位置。

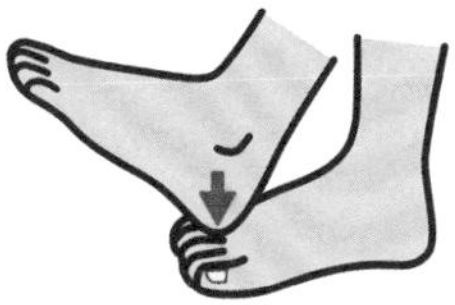

還有這種方法！

如果在搭公車或汽車的時候覺得噁心想吐，可脫掉鞋子，如插圖般，將後腳跟壓在內庭的穴道上，同時用手按壓內關的穴道，可迅速緩解不舒服的感覺。

緩解 眼睛疲勞 乾眼症

其他效果
- □鼻塞
- □眼睛周圍的皺紋
- □皮膚鬆垂

睛明

足太陽膀胱經

這個穴道位於眼頭，能讓視線變得清晰，故得此名。

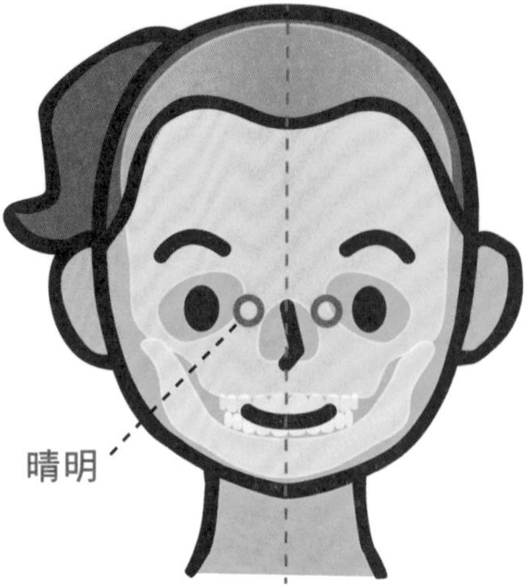

尋找方式

這個內道位於眼頭內側，鼻樑根部的凹陷處。相當於接觸眼鏡鼻墊的位置。

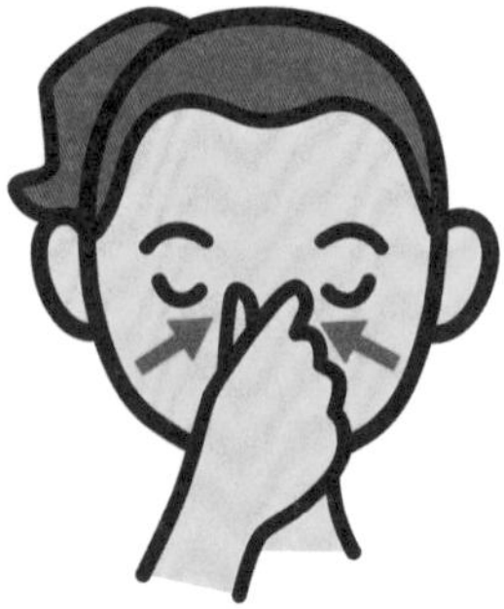

按壓方式

將拇指與食指靠在左右兩側的穴道上，一邊吐氣一邊輕輕地往內捏住，再往斜上方按壓6～8次，吸氣的同時放鬆按壓的力道。

放鬆眼睛周遭肌肉，讓視線變得清明

長時間盯著電腦或智慧型手機，眼睛周圍的肌肉會疲乏，也會因為血液循環不良而充血。如果眨眼的次數也因此減少，眼淚的量會跟著減少，最終有可能惡化為乾眼症。想避免上述問題，可試著按壓「睛明」這個穴道，放鬆眼睛周圍的肌肉，這時候應該會覺得視線變得更清晰，專注力提升。「太陽」這個穴道能有效緩解因為眼睛疲勞造成的偏頭痛。東洋醫學認為，眼睛疲勞通常是由肝臟引起，所以「太陽」這個穴道，也可搭配期門（P56）、大衝（P127）這類與肝臟對應的穴道按壓。

這個穴道也很有效果！

太陽

奇穴

位於眼睛外側。屬於奇穴之一，能有效治療眼睛或頭顱兩側的疾病。

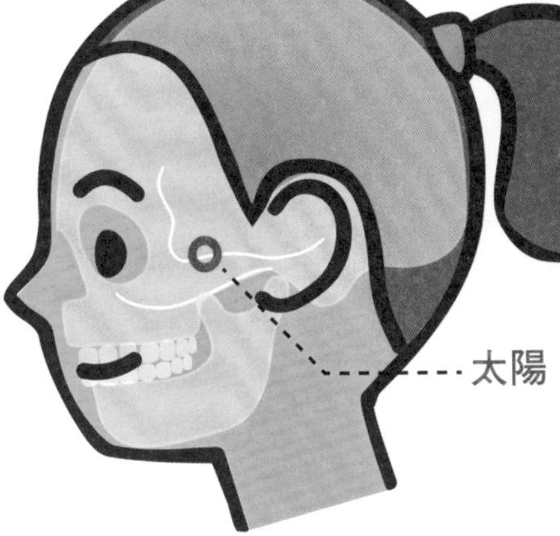

其他效果

- □頭痛
- □顏面神經痛
- □高血壓

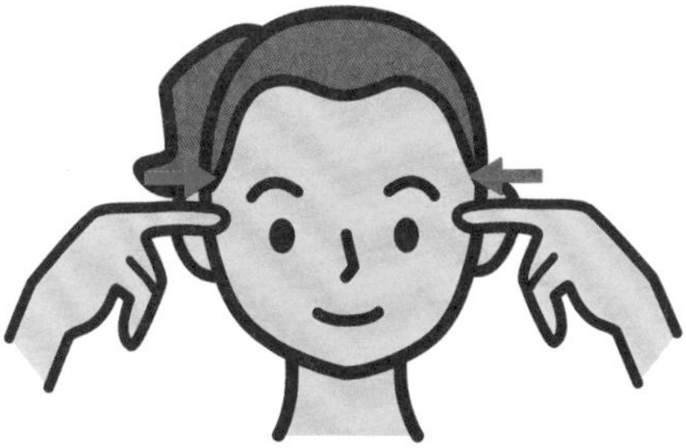

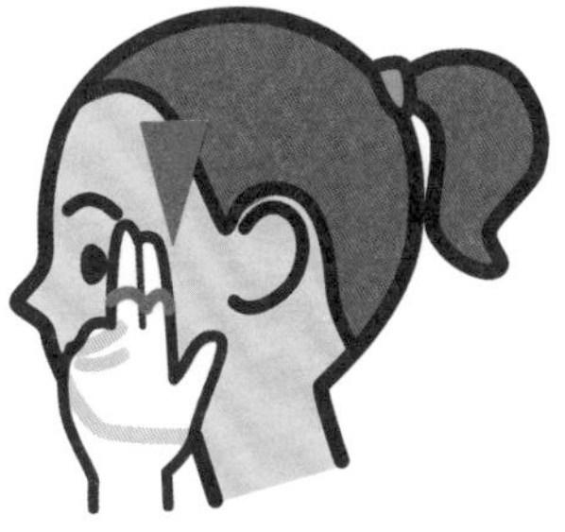

按壓方式

將食指靠在左右兩側的穴道上，一邊吐氣，一邊朝頭部中心點用力按壓6～8次，此時應該會覺得隱隱作痛。吐氣的同時放鬆按壓的力道。

尋找方式

位於從眼尾往外移動兩指幅，顳顬的凹陷之處。

福辻院長的穴道專欄 4

利用太陽穴恢復視力

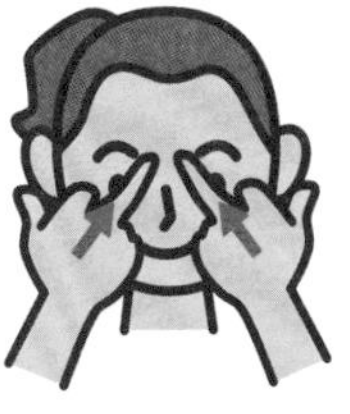

按壓眉頭凹陷處的攢竹穴，也能有效恢復視力。

太陽穴不僅可緩解眼睛疲勞與乾眼症，還能有效恢復視力。曾有患者告訴我，他在考駕照的視力檢查之前按這個穴道，結果視力提升了0.2這麼多。如果眼睛常因長時間使用電腦或智慧型手機而疲勞，不妨養成平日按壓這個穴道的習慣，就能有效預防近視眼與老花眼。此外，眉頭內側的凹陷處還有「攢竹」這個穴道（參考左圖），若能搭配這個穴道按壓，將可進一步恢復視力。

治療嘴破

商陽

手陽明大腸經

位於食指指甲的根部。能有效緩解各種症狀。

其他效果
□喉嚨痛
□牙痛
□發燒

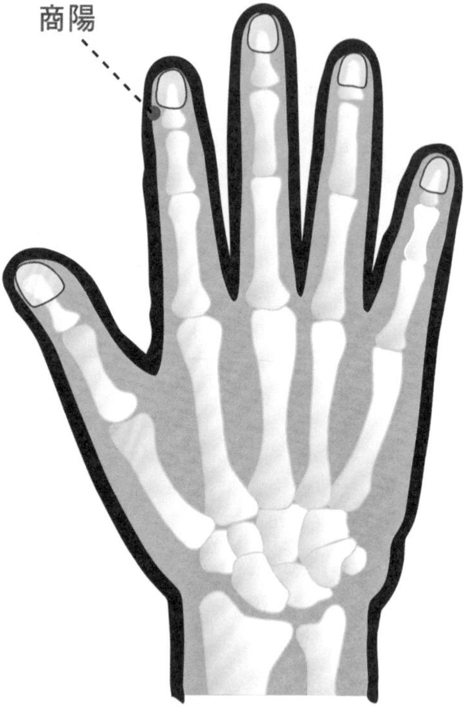

按壓方式

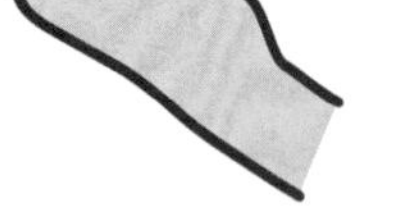

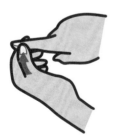

以拇指朝手指中心點，邊吐氣邊按壓6～8次，吐氣時，放鬆按壓力道。按左邊或右邊的穴道，都能得到相同的效果。

尋找方式

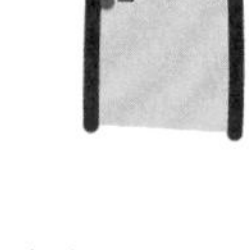

位於食指指甲根部，靠拇指這側的左下方2公釐處。

調整腸胃消化功能，提升免疫力

嘴破是睡眠不足、營養不足、壓力，身心俱疲、免疫力下降，口內黏膜發炎的症狀，不小心咬到嘴唇或是細菌、病毒感染也會引起。

嘴破的原因雖然各式各樣，但其中以消化器官出問題居多，所以嘴破時，不妨先按按「商陽」這個穴道。「隱白穴」也能調整腸胃的狀況。倘若嘴破是因為營養不足所引起，請多攝取鰻魚、豬肝、雞蛋這類富含維生素B2的食品。

這個穴道也很有效果！

隱白

足太陰脾經

位於腳拇趾指甲根部。調整腸道狀況的效果非常顯著。

其他效果
- □食欲不振
- □胃炎
- □肩膀僵硬

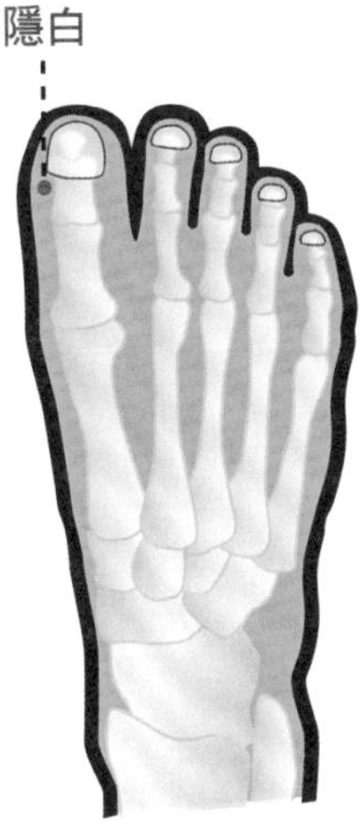

還有這種方法！

如果嘴破痛到不行，可利用透氣膠帶將米粒或揉成米粒大小的鋁箔紙貼在隱白穴，直到比較不痛為止。若搭配提振食慾的穴道（P112～113），效果將更加顯著。

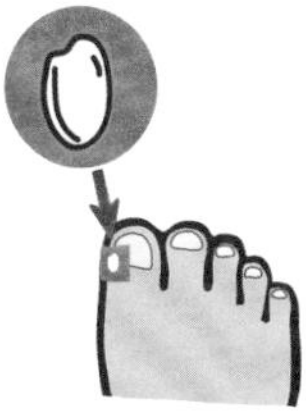

尋找方式

在腳拇趾指甲根部左下角2公釐處。

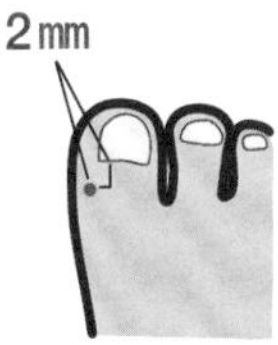

按壓方式

以拇指朝腳趾中心點邊吐氣邊按壓6～8次，吸氣時放鬆按壓力道。左右兩側的穴道都有相同的效果。

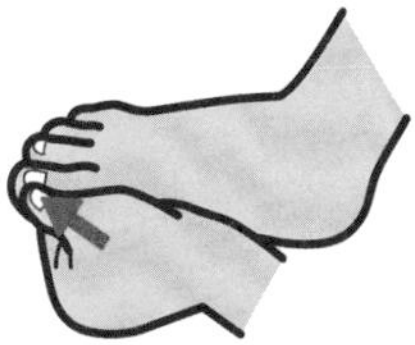

緩解宿醉

其他效果
- □消化不良
- □下痢
- □氣喘

期門

足厥陰肝經

位於肋骨下緣。氣血繞行經絡一周後，最後潛過這扇門。

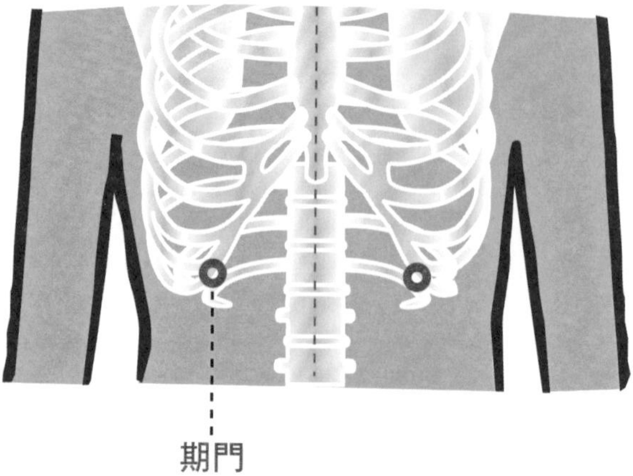

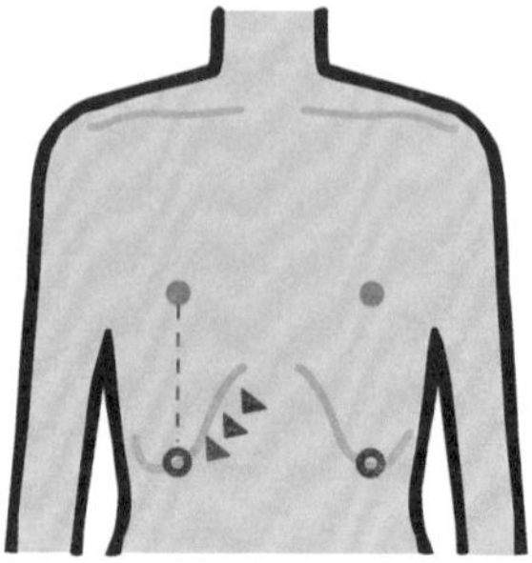

尋找方式

從心窩沿著第九肋骨（最下方的肋骨）摸到乳頭正下方的位置。

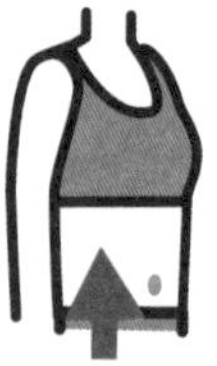

從肋骨內側往上壓

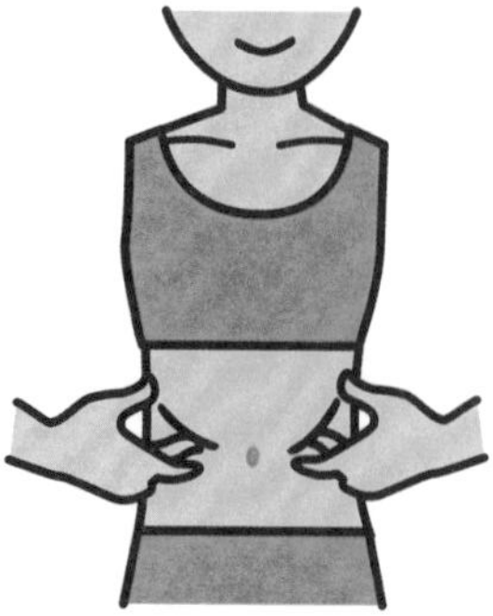

按壓方式

以中指抵住左右兩側的穴道後，像是捲住肋骨般，一邊吐氣一邊往上緩緩按壓 6～8 次，吐氣時放鬆按壓力道。

在喝太多酒的時候按壓能有效提升肝功能

喝酒喝過頭的隔天很難不宿醉吧？一旦攝取過多的酒精，乙醛便會於全身循環，讓我們頭痛與疲倦，有時還會出現暫時性的胃食道逆流性食道炎或是噁心、想吐與火燒心的症狀。

「期門」是讓肝臟吸收酒精的穴道，而「大横」則是讓大腸吸收酒精的穴道。其他對應肝臟的穴道，例如太衝（P127）也能有效緩解宿醉。喝酒的時候，請務必吃點東西墊胃，或是多喝點水釋稀酒精，預防宿醉。

這個穴道也很有效果！

大横 足太陰脾經

位於肚臍兩側的位置，穴道裡面就是大腸，故得此名。

其他效果
- □便秘
- □下痢
- □感冒

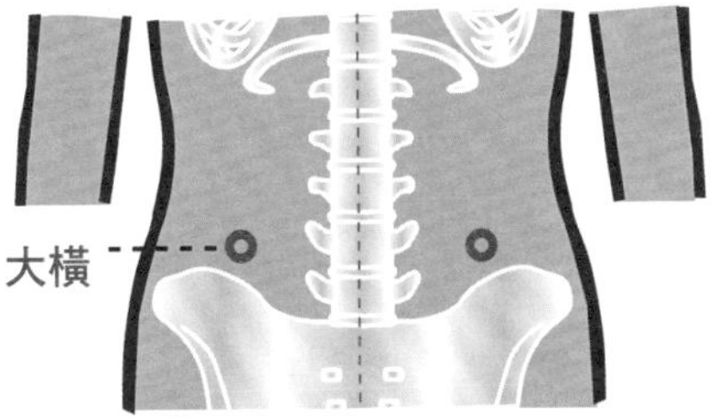

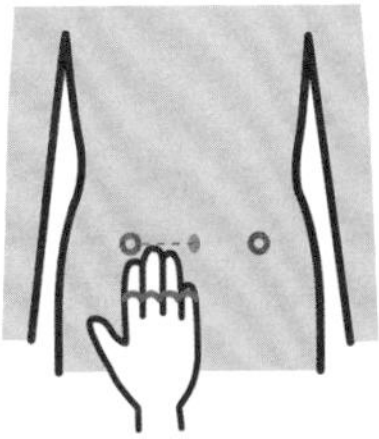

尋找方式

從肚臍水平往外移動四指幅的位置。

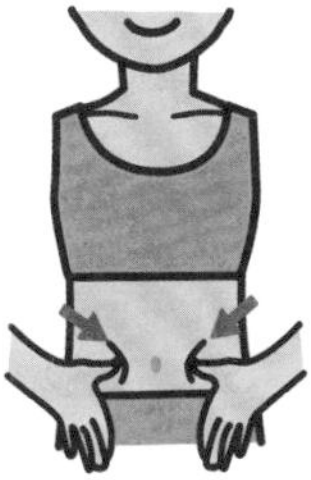

按壓方式

將拇指抵在穴道後，一邊吐氣，一邊朝肚子的中心點按壓6～8次，吸氣時放鬆按壓的力道。

福辻院長的穴道專欄 5

有效預防宿醉的肝臟按摩

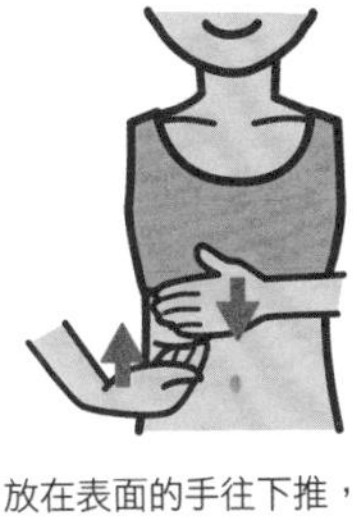

放在表面的手往下推，插入內側的手將肋骨往上推。

喝酒之前或是喝完當天，準備就寢之前按摩肝臟，能有效預防宿醉，因為按摩肝臟可讓肝臟更有效率地分解酒精，不讓酒精留到隔天早上，可以減緩宿醉的症狀。按摩方式可參考左圖，主要就是單手從肋骨上方按壓期門穴，再用另一隻手的手指按入肋骨的內側。換言之，放在表面的手往下按，插入內側的手將肋骨往上提，感覺像要將肋骨挾住一樣，這樣就能按摩整個肝臟。這種按摩又稱「肝臟幫浦」，可讓肝臟恢復活力。

【醒腦】

水溝

督脈

位於鼻子下方的人中中心點。

其他效果

□臉部水腫
□臉部鬆垂
□牙痛

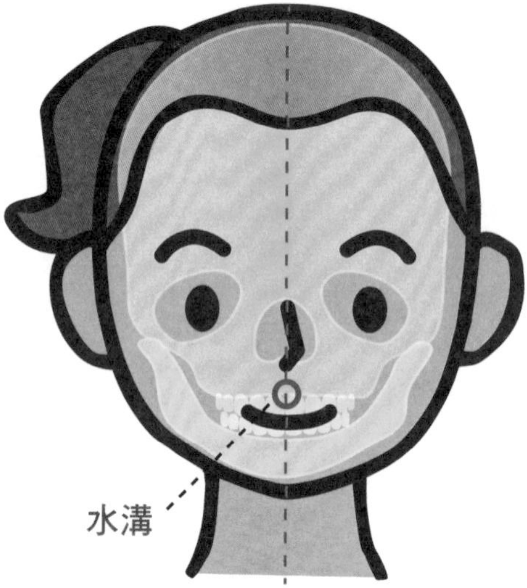

尋找方式

位於鼻口之間的直溝中央處。

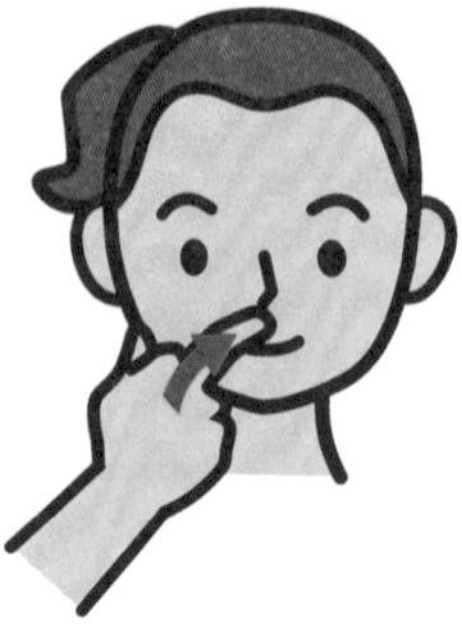

按壓方式

以中指抵在穴道後，一邊吐氣，一邊朝牙齦垂直按壓6～8次，力道可稍微強一點，大概是覺得有點痛的程度，吸氣時放鬆按壓的力道。

利用被譽為醒腦特效藥的穴道敲醒腦袋

白天會突然想睡，往往是因為睡眠不足或睡眠品質不佳。忙得沒時間睡覺，導致在工作與讀書的時候昏昏欲睡，可以按壓能立刻趕走睡魔的穴道。

「水溝」是醒腦的穴道，一般認為，昏倒的時候可在這裡扎針，給予強烈的刺激。由於是醒腦的穴道，所以能讓交感神經變得更活躍，讓人感覺更有活力。

如果起床後還是覺得很想睡，不妨用力按壓這個穴道，應該能讓思緒突然變得清明。「勞宮穴」也可調節自律神經，讓人找回活力。

這個穴道也很有效果！

勞宮

手厥陰心包經

接近手心中心點的位置。
能有效改善虛弱體質。

其他效果
□心臟病
□壓力
□肩膀僵硬

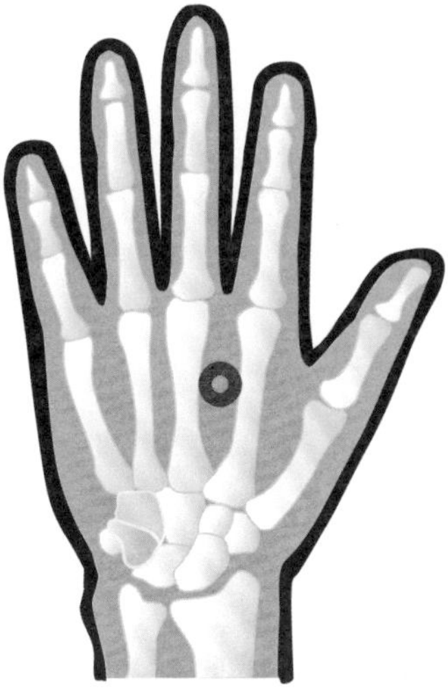

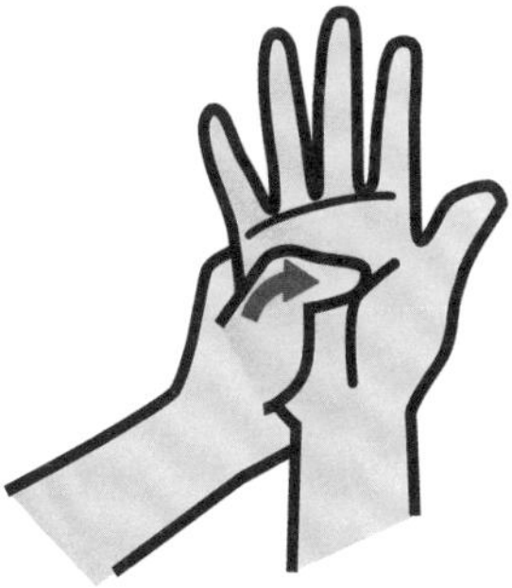

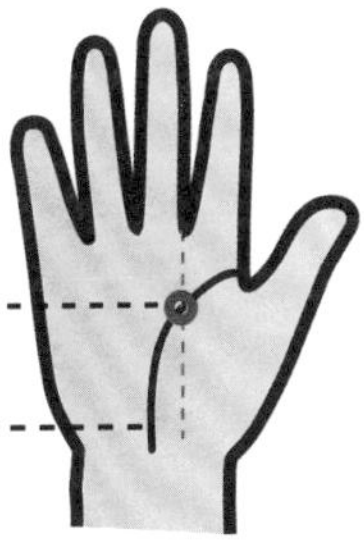

按壓方式

拇指抵在穴道的同時，以其他手指撐住背面，一邊吐氣，一邊往手背用力按壓6～8次，吸氣時放鬆按壓的力道。左右穴道都有相同的效果。

尋找方式

從食指與中指之間的位置垂直往下，直到與生命線交錯，就是這個穴道的位置。一說認為是位於掌心中心點或掌心內縮時，凹陷程度最深的位置。

穴道名稱由來 ❷
勞宮

「勞宮」的「勞」有勞動之意，也有位於勞動之手的經穴之意。「宮」有宮廷、中心的意義。由於這個穴道位於掌心的中心點，所以才被如此命名。此外，「勞」有疲勞、心勞的意義，所以一說認為，這個穴道可看出心的疾病。

緩解打嗝

其他效果
□頭痛
□失眠
□煩燥

鳩尾

任脈

鳩＝郭公（杜鵑）。心窩下方突起之處狀似郭公，故得此名。

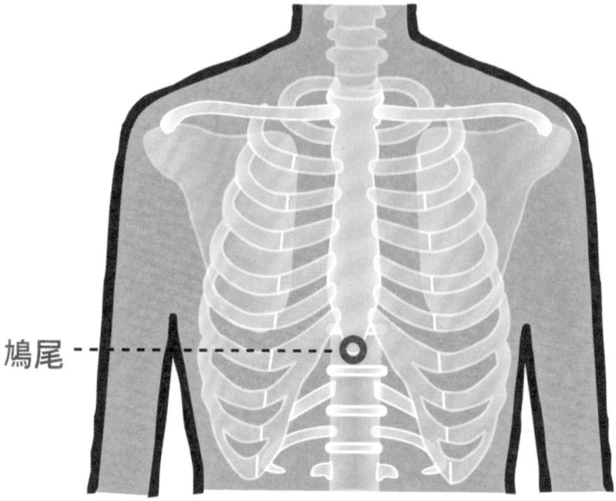

尋找方式

兩側肋骨銜接處的胸骨末端尖銳之處。

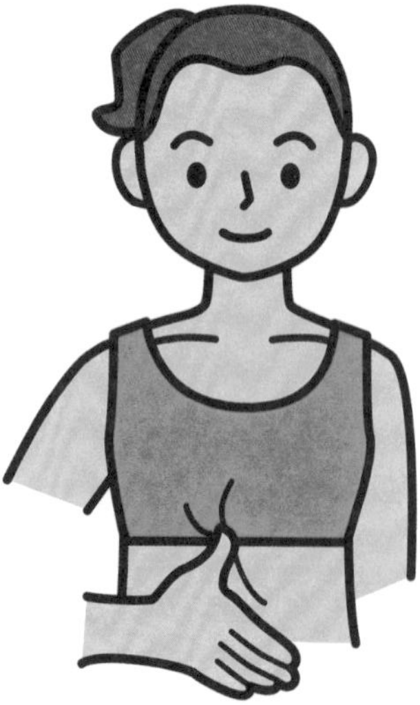

按壓方式

以拇指持續一鬆一緊地用力按壓 1～2 分鐘。

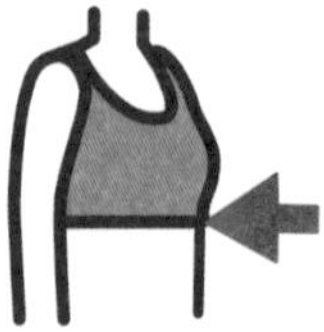

垂直往背後按壓。

直接刺激痙攣的橫隔膜

打嗝就是因暴飲暴食、喝酒、抽菸、壓力導致橫隔膜痙攣，聲帶跟著閉合的現象。

「鳩尾」是能直接對橫隔膜造成刺激的穴道。中醫院在處理嚴重的打嗝時，偶爾會在這個鳩尾穴以及橫隔膜背面扎針。

「天突」是能治療喉嚨各種不適症狀的穴道。長時間（或太過頻繁）的打嗝會造成胃部、食道這類消化器官或腦神經的疾病，若有這類問題最好及早就醫。

這個穴道也很有效果！

天突

任脈

位於喉結下方，能治療氣管、咽喉的相關疾病。

其他效果

- □喉嚨痛
- □咳嗽
- □止痰

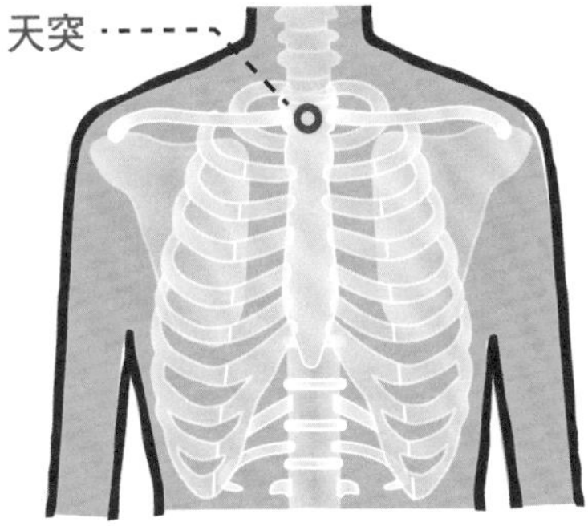

尋找方式

位於左右鎖骨中間的凹陷處。

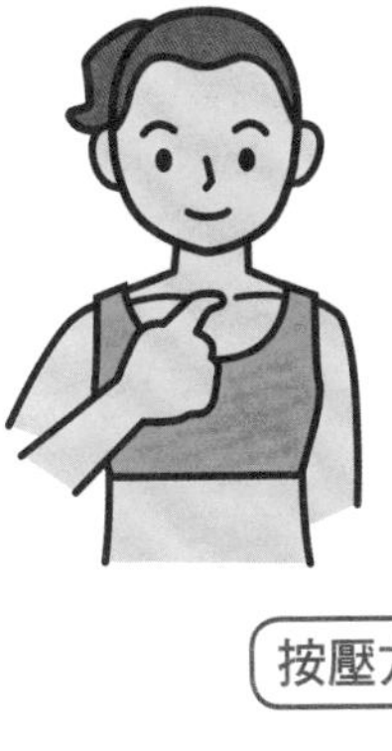

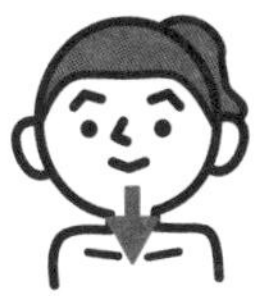

以手指往下勾的方式按壓。

按壓方式

用食指抵住穴道，再往下一鬆一緊地像是勾住骨頭間隙般用力按壓。記得不要垂直往喉嚨按，不然會很想吐。

還有這種方法！

想讓嚴重的打嗝停下來，可將2～3條浴巾沿短邊折兩褶，折成像瑜珈墊的形狀（詳細的折法請參考P32～33），再參考下圖墊在肩胛骨下方，仰躺5～10分鐘。這個位置剛好是鳩尾穴的正後方，也是很難自行按壓的位置，卻能幫助我們刺激痙攣的橫隔膜。若能同時按壓鳩尾穴，效果將更加明顯。

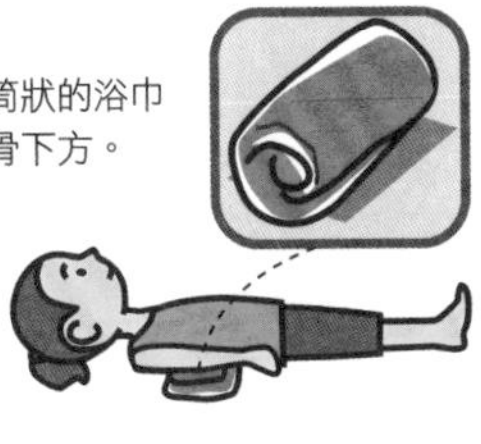

將捲成圓筒狀的浴巾墊在肩胛骨下方。

緩解下痢

其他效果
□腹痛
□腹脹
□手腳冰冷

神闕

任脈

神＝氣、闕＝門，指的是胎兒從肚臍獲得營養的位置。

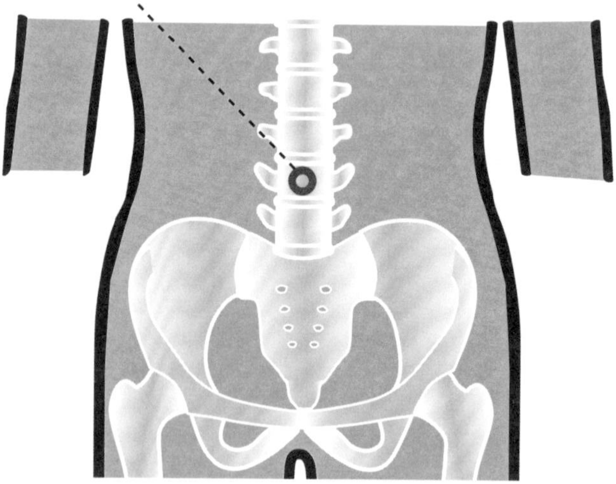

尋找方式

位於肚臍的正中央。

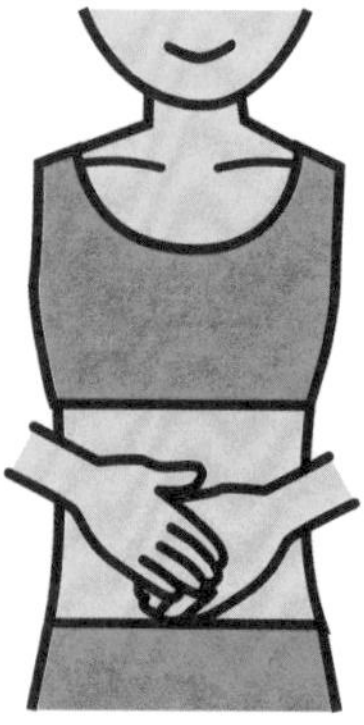

搓熱雙手，再摀住肚臍也可以。

按壓方式

肚臍不可按壓，所以要在內衣或圍兜貼暖暖包，緩緩加熱這個位置。

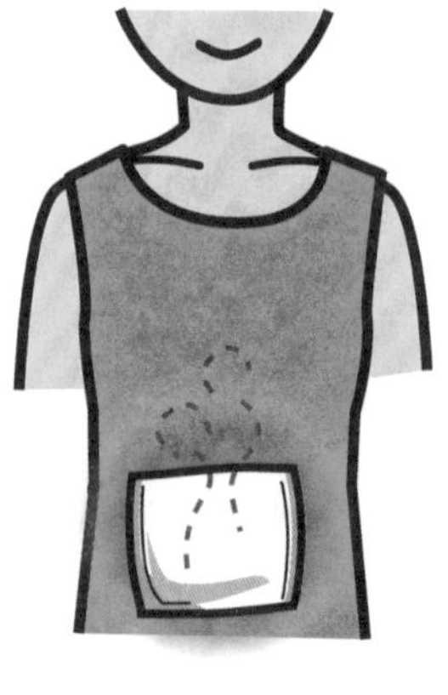

讓肚子暖和，讓腸胃休息

病毒、細菌感染、暴飲暴食、壓力以及其他原因都有可能造成下痢，但東洋醫學認為，身體過寒是根本的原因。腸道過寒，身體就會排水，但光是排尿排不完，所以連糞便都會帶有水分，這就是所謂的下痢。

基本上不用太過積極治療，但如果想改善狀況，可先讓肚子暖和，也可吃清淡一點，讓胃腸喘口氣，尤其不該攝取冰水、水果這類讓身體降溫的食物。

這個穴道也很有效果！

天樞

足陽明胃經

位於腹部上下之間的要穴。能有效治療消化器官與泌尿器官的疾病。

其他效果

- □便祕
- □火燒心
- □倦怠感

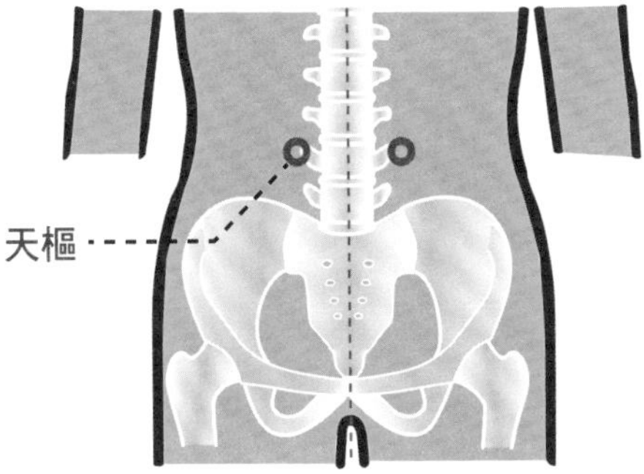

尋找方式

從肚臍往左右移動兩指幅的位置。

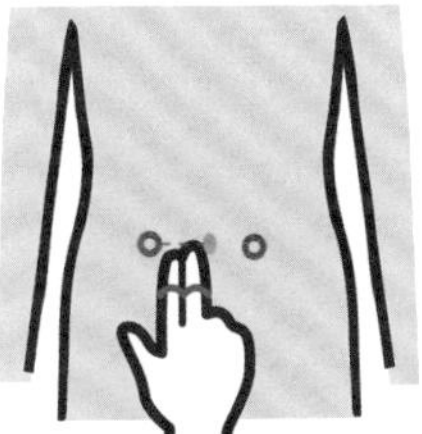

按壓方式

用拇指抵住左右兩側的穴道，一邊吐氣，一邊朝肚子中心點緩緩按壓6～8次，吐氣時，放鬆按壓的力道。

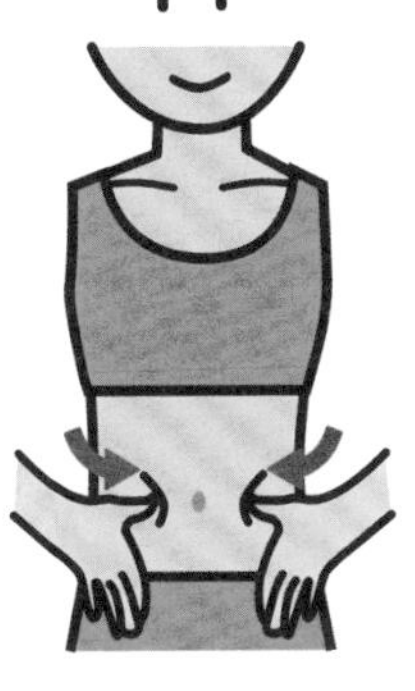

還有這種方法！

下痢通常是因為身體過寒所引起，所以讓身體熱起來是最基本的治療方式。用吹風機吹神闕穴與天樞穴 1～2 分鐘左右，能讓身體變得舒服，也能讓腸道的溫度上升。

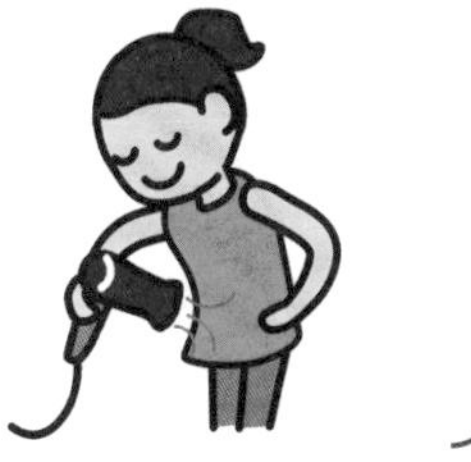

緩解多汗

少府

手少陰心經

位於掌心，能穩定精神、提升小腸機能。

其他效果

□手部關節痛
□煩燥
□失眠

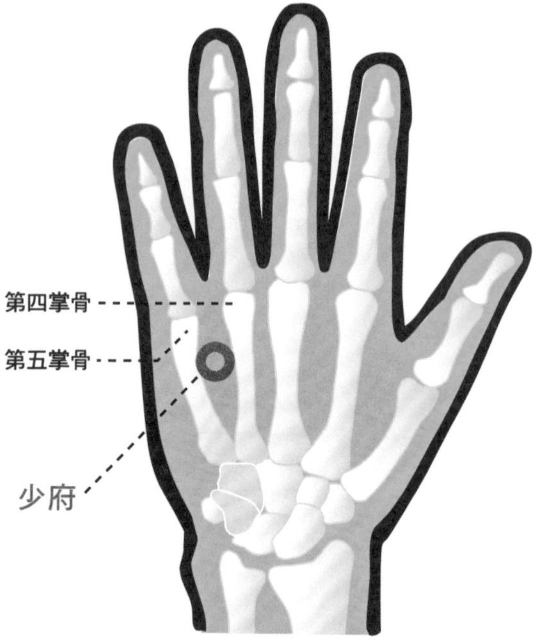

尋找方式

位於掌心靠無名指與小指根部的位置，大概是第四掌骨與第五掌骨之間偏下的凹陷處。

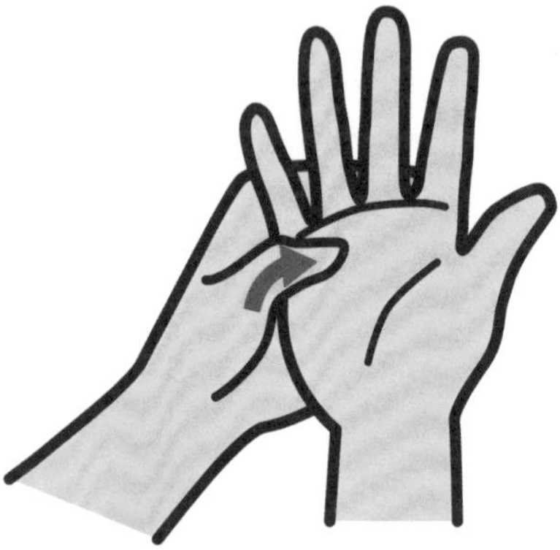

按壓方式

用拇指按住穴道，背面則用其他手指撐住，然後以拇指一邊吐氣，一邊往手背按住 7～8 次，吸氣時放鬆按壓力道。另一隻手也可以相同的方式按壓。

利用心臟與肺部的穴道止住不舒服的汗

多汗症是指氣溫不高、也沒運動，卻不斷大量流汗的症狀。有的多汗症是局部的，只會在掌心、腋窩、足部或特定部位流汗，一旦流太多汗，不僅自己覺得不舒服，也會在意別人的眼光，精神也將承受多餘的壓力。

東洋醫學認為一般的流汗不需處理，但沒來由地大量流汗或是睡覺的時候大量流汗，代表有可能心臟出了問題。「少府」是對心臟有益的穴道。如果是因為呼吸道有問題而導致多汗，則可按壓「魚際」這個肺部的穴道。

這個穴道也很有效果！

魚際

手太陰肺經

位於拇指的根部。能調理腸胃、肝臟的狀況。

其他效果

- □咳嗽
- □喉嚨痛
- □頭痛

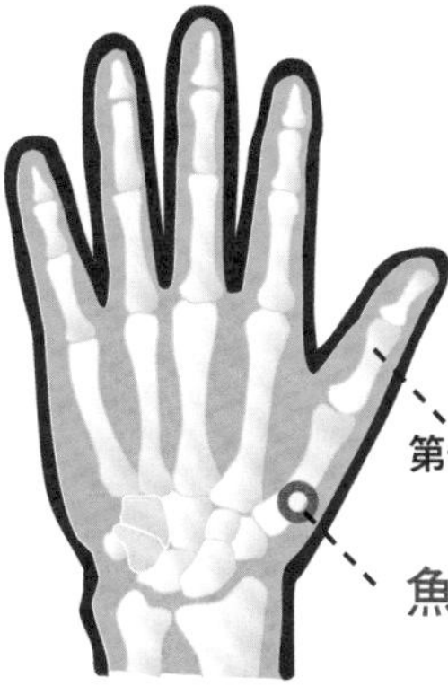

尋找方式

位於拇指根部腫起來的位置外側，接近第一掌骨下緣凹陷之處。

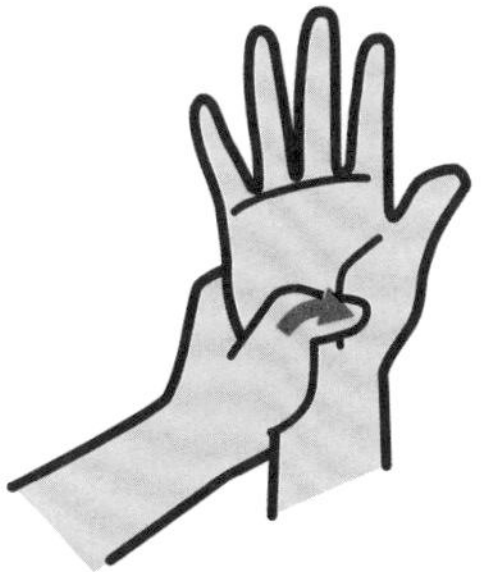

按壓方式

將拇指抵在穴道上，再以其他手指撐在背面，然後一邊吐氣，一邊朝手背按壓 7～8 次，吸氣時放鬆按壓力道。另一隻手也可以相同的方式按壓。

穴道名稱由來 3
魚際

「魚際」的「魚」是指拇指根部肌肉隆起的部分，由於長得像魚肚的形狀，所以才以此命名。「際」在東洋醫學有「赤白肉際」之意。手背因為會被太陽曬到，所以顏色比較黑，而手掌比較不會被太陽曬到，所以比較白，而「赤白肉際」指的就是手背與手掌的境界線。換言之，魚際穴就位於拇指根部肌肉隆起處，手心手背邊界的位置。

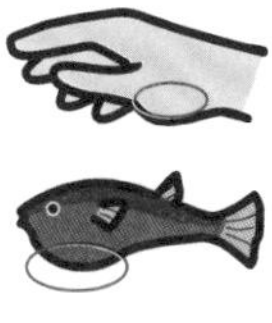

拇指球的弧度很像魚肚，所以這個穴道才如此命名。

患者都是因為哪些症狀才來求診的呢？為大家介紹最常見的前五名以及自行緩解症狀的方法。

ASUKA針炙治療院
患者最頭痛的症狀
前5名

第1名 腰痛

不能長時間維持同一個姿勢
做做伸展操動動身體吧

腰痛是病患就診理由的第一名，在我的病人之中，最多的也是腰痛的患者。年輕患者的問題通常是椎間盤突出或運動太過激烈所造成的腰痛，年長患者則通常是因為脊椎隨著年齡失去彈性，或是骨頭變形、肌肉僵硬、神經受到壓迫的腰痛。

在治療院治療腰痛時，通常會扎針，再於這些針通電。如果想自行緩解腰痛，則可按壓大腸俞與委中這兩個穴道（P68～69）。盡量不要長時間維持相同的姿勢，可在工作告一段落的時候，稍微做做伸展操，活動一下身體。

第3～5腰椎維持一定的弧度（後仰的曲度）是健康的溫度計（P69）。接著為大家介紹一些伸展操，讓大家即使年齡增長，也能保有良好的姿勢。

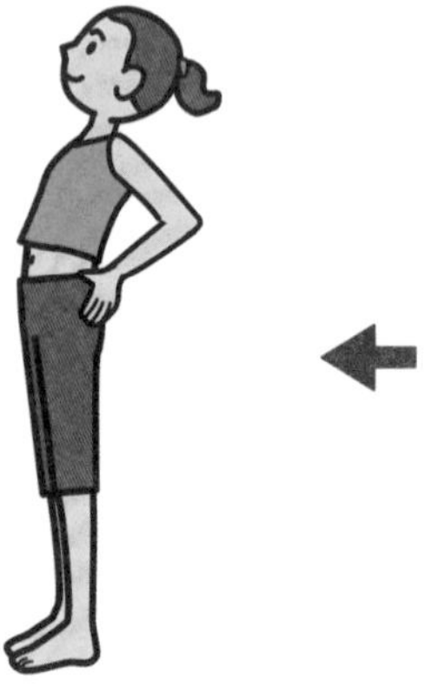

站直後，身體向後仰，再維持十秒。這一連串的動作要重覆三組。注意身體不要過度向後仰。

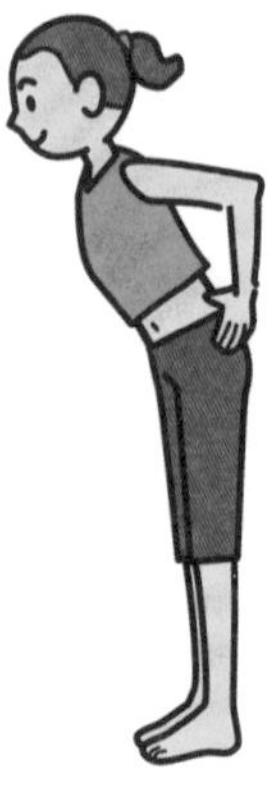

雙腳與肩同寬站直後，雙手抵在腰上，上半身再往前壓。這個動作要維持十秒。

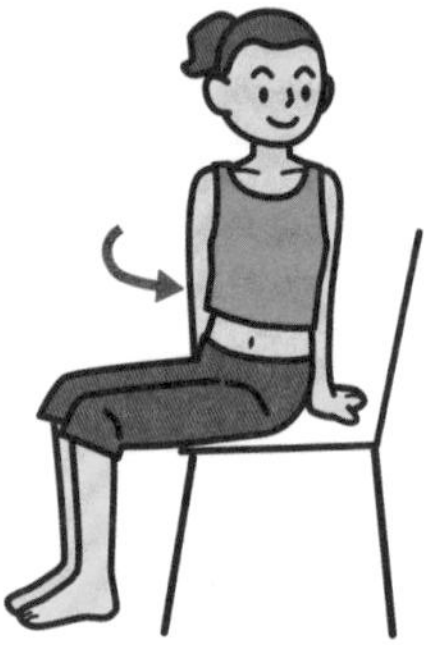

椅子坐三分之一，然後右手放在背後的後方，上半身往右扭，停住十秒，同時視線望向右後方。另一側也以相同的方式進行。左右為一組，每組要重覆三次。

第2章 緩解不適的穴道

許多人都有難以忍受的腰痛、膝蓋痛、花粉症，所以這一章要介紹一些能迅速緩解這類日常不適症狀的穴道。

◎

- □ 腰痛↓**大腸俞**
- □ 急性腰痛↓**中封**
- □ 手麻、手痛↓**手三里**
- □ 腳部疲勞↓**足三里**
- □ 腹脹↓**梁丘**
- □ 花粉症↓**曲池**
- □ 膝蓋痛↓**陰包**
- □ 四十肩、五十肩↓**天宗**
- □ 胃炎、逆流性食道炎↓**中脘**
- □ 耳鳴、重聽↓**外關**
- □ 高血壓、低血壓↓**合谷**
- □ 頻尿、漏尿↓**中極**

緩解腰痛

大腸俞

足太陽膀胱經

位於腰椎左右兩側，可調氣止痛。

其他效果

□便秘
□下痢
□腹脹

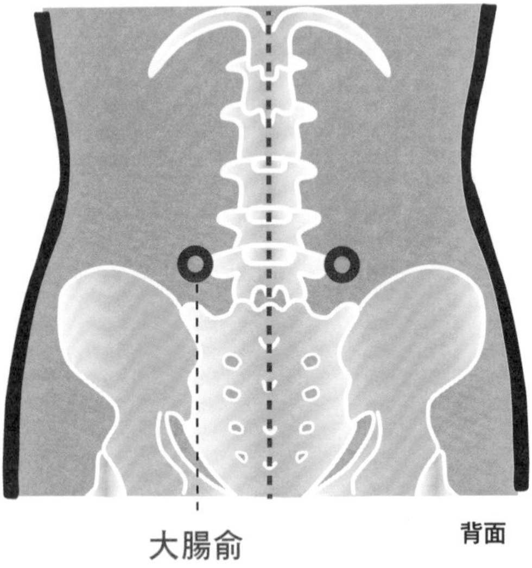

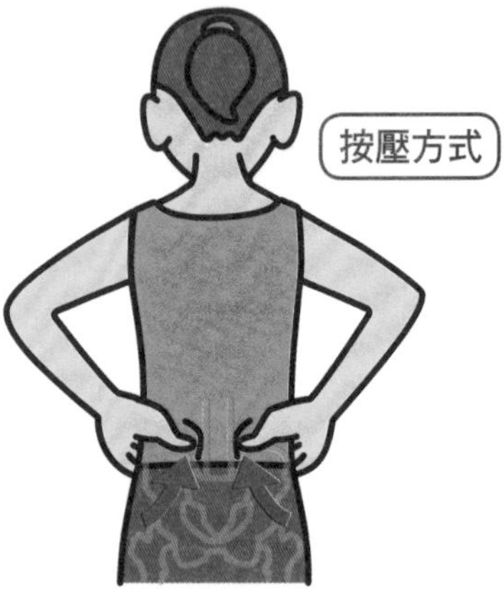

用拇指按住左右兩側的穴道，再一邊吐氣，一邊朝肚子的方向用力按壓6～8次，吸氣時放鬆按壓的力道。

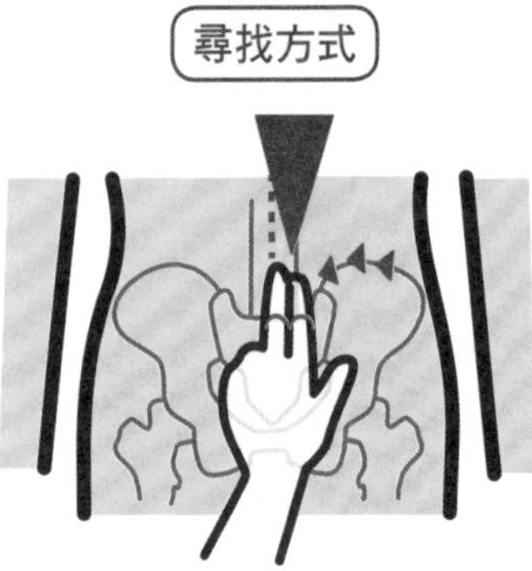

用手指沿著脊椎摸到與骨盆的交界線，再從脊椎的中心點往左右移動兩指幅的距離。

放鬆腰部肌肉，消除關節腫脹僵硬與疲勞

姿勢不良或長時間維持相同姿勢，導致血液循環變差、肌肉僵硬的話，周圍的神經會被壓迫，進而形成腰痛。此外，內臟功能不振、壓力也可能引發腰痛。若想預防慢性腰痛，也可按壓穴道。「大腸俞」是能讓肌肉放鬆，緩解腰部各類症狀的萬能穴道，也能將能量導向大腸，緩解便祕與下痢。東洋醫學認為，腎臟有毛病就很容易腰痛。「委中」是活化腎臟功能，能緩解腰部疲勞的穴道。

這個穴道也很有效果！

委中 足太陽膀胱經

位於膝蓋背面，是緩解腳部疼痛的重要穴道。

其他效果
- □腳部浮腫
- □腳痛
- □腳麻

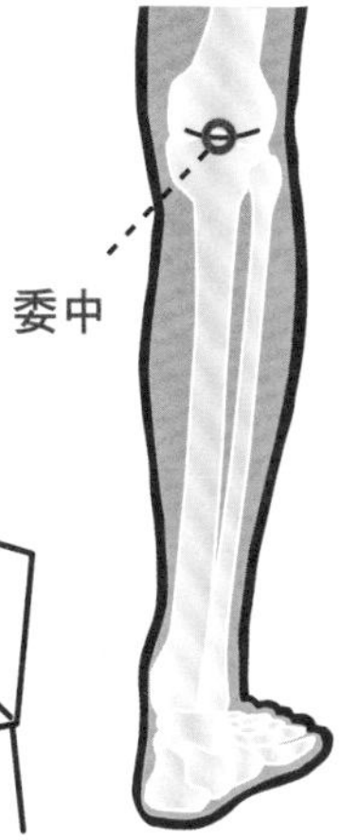

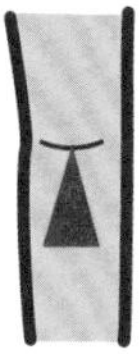

尋找方式

位於膝蓋背面水平皺褶的正中央。

按壓方式

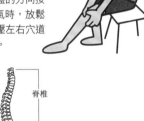

先找張椅子坐下來，再將兩手的中指抵在穴道上，一邊吐氣，一邊朝膝蓋的方向按壓6～8次，吸氣時，放鬆按壓的力道。按壓左右穴道都有相同的效果。

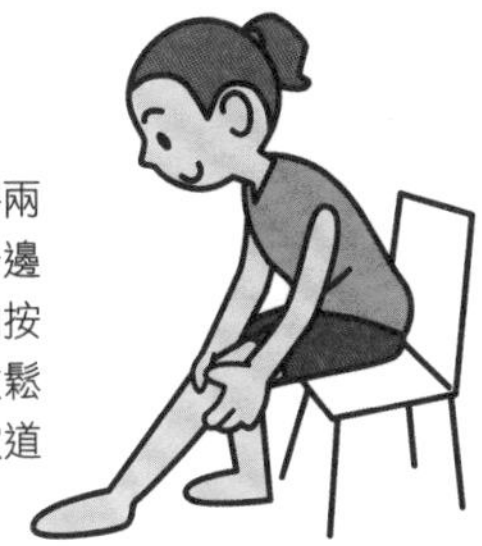

福辻院長的穴道專欄 6

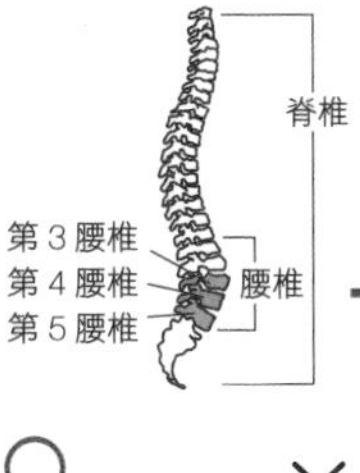

第3～5腰椎的靈活度是健康溫度計

脊椎下方的第3～5塊腰椎是人體特別重要的部位。一旦這部分的肌肉衰退，身體就會出現各種毛病。如左圖所示，年輕人的第3～5腰椎仍保有適當的弧度（後仰），肌肉也比較有彈性，但隨著年齡增長，腰會開始挺不直。年輕人長時間使用電腦、手機，一直維持前傾的姿勢，肌肉也會變得僵硬。按壓位於這一帶的大腸俞穴可讓肌肉恢復彈性，緩解腰部不適。也可先躺下來，再將捲成圓筒的浴巾墊在這裡按壓大腸俞穴。

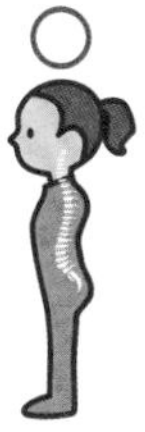

第3～5腰椎的弧度正常才是良好的姿勢

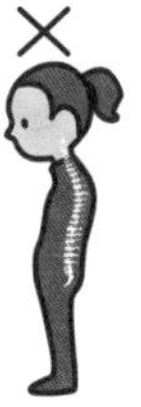

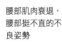

腰部肌肉衰退，腰部挺不直的不良姿勢

緩解急性腰痛

中封

足厥陰肝經

位於腳踝內側附近，可調氣，抑制下腹痛。

其他效果

- □腳部關節痛
- □腳部浮腫
- □憂鬱

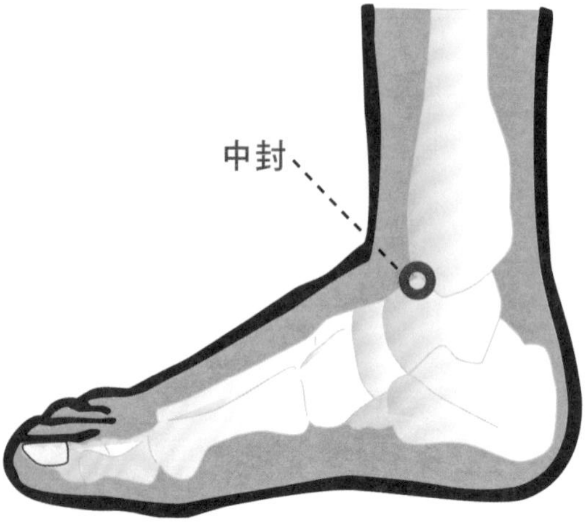

尋找方式

從腳踝內側往腳拇趾方向移動一指幅的距離。將腳踝往腳背方向撐起，會有一處稍微凹陷的地方，中封穴就位於該處。

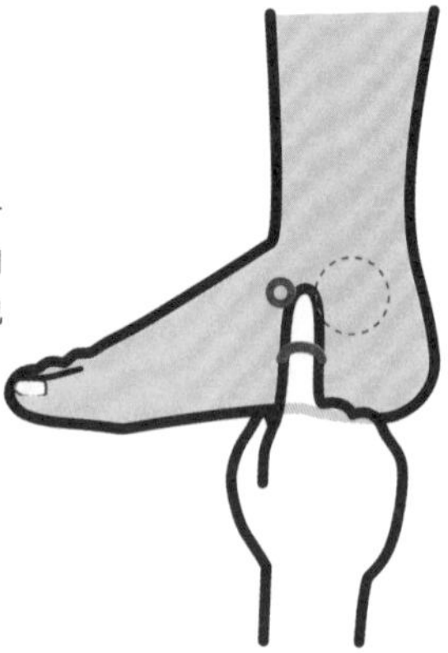

按壓方式

用拇指抵住穴道，再一邊緩緩吐氣，一邊按壓 6～8 次，吸氣時，放鬆按壓的力道。按壓左右穴道都有相同的效果。

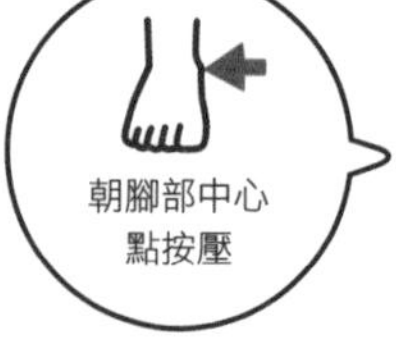

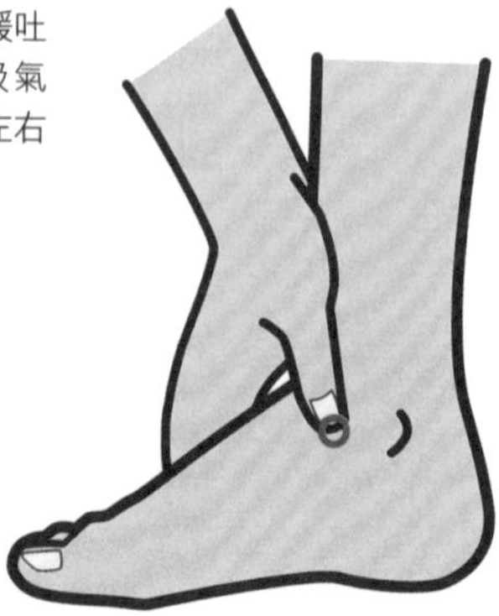

不僅腰有問題，長期累積的全身疲勞才是原凶

當支撐腰部的肌肉疲勞不堪，一點點的小動作就會讓腰部突然劇烈疼痛（也就是俗稱的閃到腰），有時甚至痛得走不動。之所以會發生這種急性腰痛，除了腰有問題之外，全身性的長期疲勞也是凶手之一，請務必重視這個來自身體的警訊，讓身體好好休息一陣子。如果工作沒辦法請假，則可按壓穴道，做一些應急的處置。「中封」可紓緩神經緊張與緩解疼痛。「養老」則可全面治療各種腰痛，也很建議搭配P69介紹的「委中」。

這個穴道也很有效果！

養老

手太陽小腸經

顧名思義，這個穴道有養老的效果，對於老化帶來的疾病很有幫助。

其他效果
- □眼睛疲勞
- □老化防止
- □高血壓

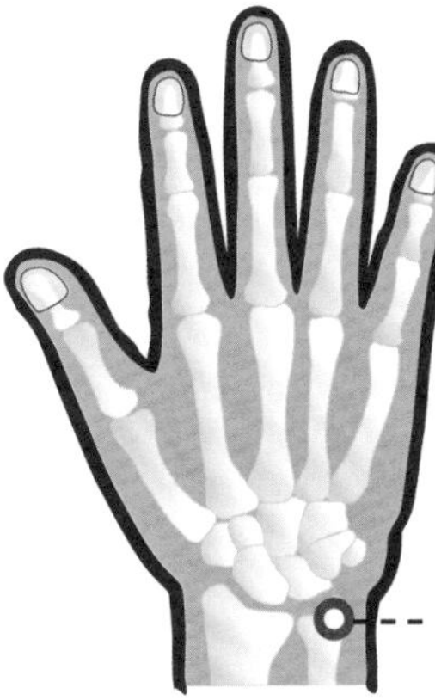

尋找方式

位於手背的手腕附近，靠小指方向突起的圓形骨頭中心點。

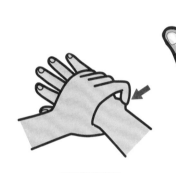

按壓方式

用食指抵住穴道，再以其他手指包住手腕，然後持續按壓，直到腰痛消失為止。

福辻院長的穴道專欄 7

閃到腰的時候，要先冰敷腰部，好好休息

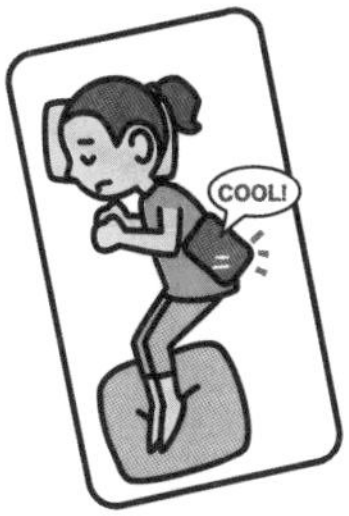

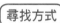

剛開始閃到腰的時候，要盡可能停止一切活動，最好能膝蓋彎曲側躺，或是用抱枕墊高腳部仰躺，以輕鬆的姿勢好好休息，不要再對腰部造成多餘的負擔。此時可利用擰乾冰水的毛巾冰敷患部，不過冰敷太久會導致血液循環不佳，所以可在頭一、兩天冰敷，之後則避免泡熱水澡即可。中封、養老這兩個穴道是可在睡覺時按壓的穴道，有機會的話，請大家務必試著按壓看看。

緩解手麻、手痛

手三里

手陽明大腸經

位於手臂的穴道。可讓身體內部降溫，讓氣更順暢地流動。

其他效果

□ 肩膀僵硬
□ 四十肩、五十肩
□ 胃痛

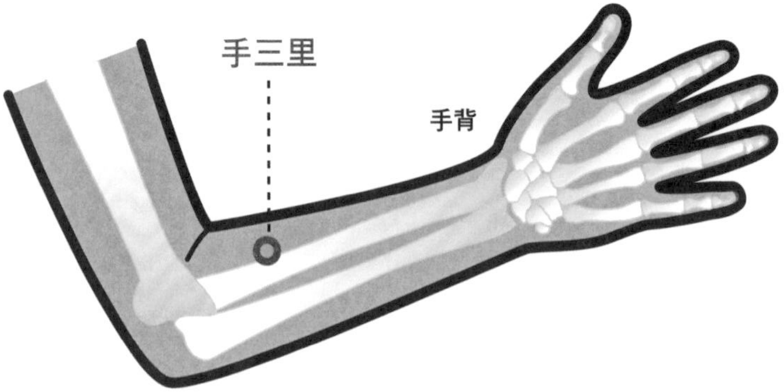

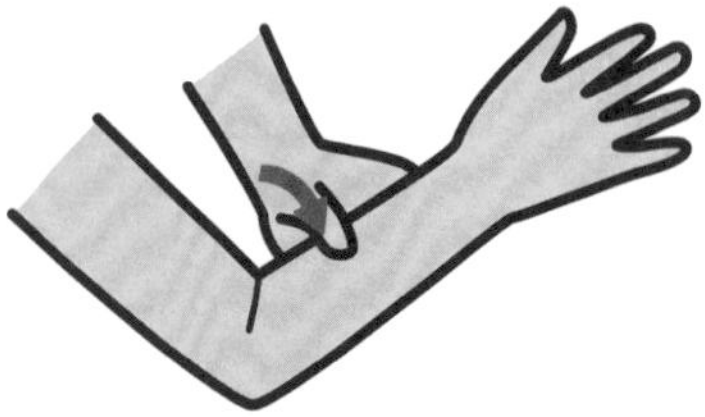

按壓方式

將拇指抵在穴道，一邊吐氣，一邊朝手臂中心點按壓 6～8 次，吸氣時放鬆按壓的力道。按壓左右兩邊的穴道都有一樣的效果，但哪邊的手麻，就多按一下哪邊的穴道。

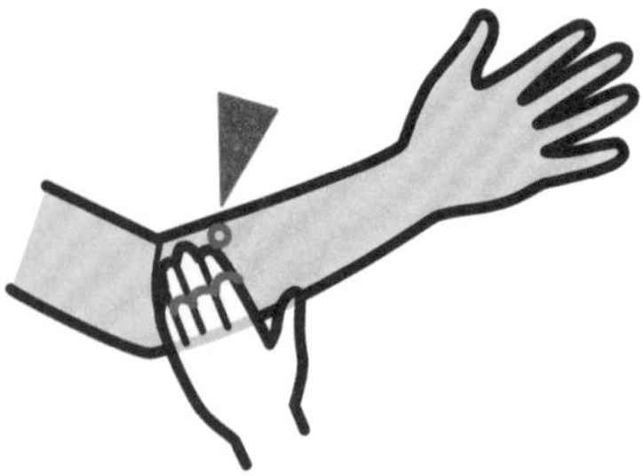

尋找方式

彎起手肘，找到皺褶之後，從皺褶的拇指這端往手腕移動三指幅。

鍵盤族要特別注意頸肩臂症候群

手 麻手痛通常源自脖子，頸骨周邊的肌肉太僵硬，壓迫到血管，導致脖子到肩膀、手臂的血液循環不良，肌肉就會更加僵硬，最後出現疼痛或麻痺的症狀。最近將這種症狀稱為頸肩臂症候群，長時間敲鍵盤、打收銀機或從事其他對手指造成負擔的作業，這種症候群就特別容易找上門。

「手三里穴」能消除手臂疲勞，緩解麻痺症狀。「欠盆」則位於脖子到鎖骨、手掌的神經的通道，能有效緩解肩脖緊繃，促進手臂血液循環。

這個穴道也很有效果！

欠盆

足陽明胃經

位於鎖骨附近，能理順經絡，消除疼痛。

其他效果

- □氣喘
- □胸痛
- □美白

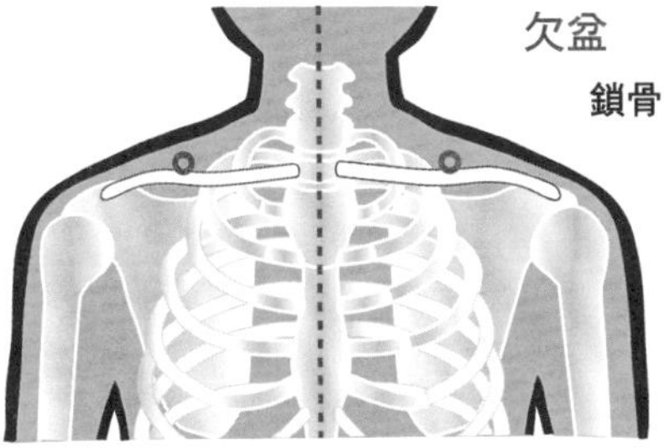

尋找方式

位於鎖骨上緣的偏中央處。從鎖骨上緣往肩膀方向摸，摸到凹陷處，按下去又會隱隱作痛的位置就是這個穴道的所在之處。

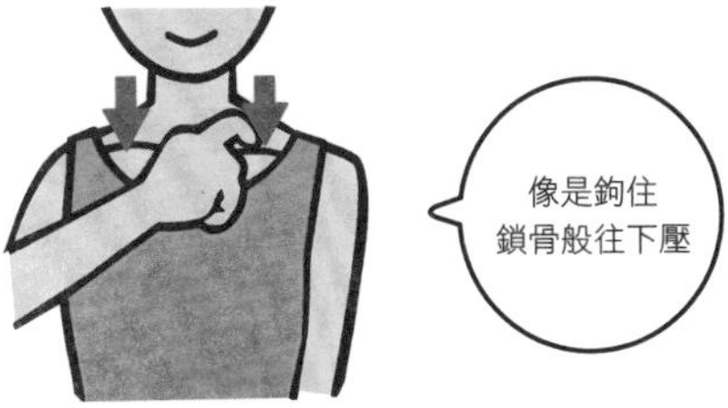

按壓方式

以中指抵在穴道上，一邊吐氣，一邊像是摳鎖骨般，往下按壓6～8次，吸氣時放鬆按壓的力道。按壓左右兩側的穴道都有一樣的效果，但哪邊的手麻，就多按一下哪邊的穴道。

還有這種方法！

一邊按壓欠盆穴，一邊轉動手臂也是很好的方法。彎起手肘，再如坦克履帶般往前大幅轉6～8圈，接著往後大幅轉6～8圈。此時或許會覺得有點痛，但能更有效地刺激穴道，效果也將更明顯。

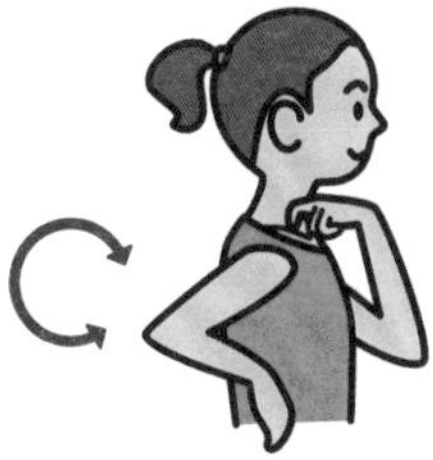

緩解腳部疲勞

足三里

足陽明胃經

遠離疾病，永保長壽的名穴。可消除全身疲勞，恢復原本活力。

其他效果
□胃痛
□食欲不振
□宿醉

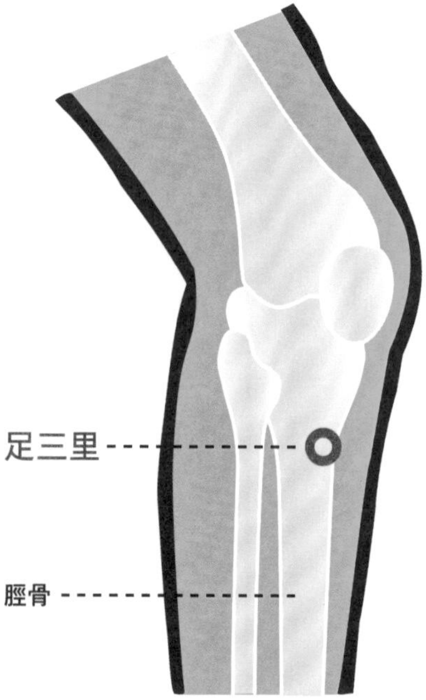

腳部外側

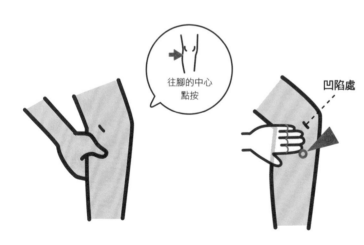

按壓方式

坐在椅子上，輕輕彎起膝蓋，再一邊緩緩吐氣，一邊用拇指用力按壓6～8次，吸氣時放鬆按壓的力道。左右兩邊的穴道都需按壓。

尋找方式

從膝蓋外側下緣的下方凹陷處沿著脛骨往下移動四指幅，即可找到這個穴位。

促進腳部血液循環，消除疲勞與倦怠

當我們的社會變得便捷之後，很少走路的現代人的腳力也不如以往，若因此腳部肌肉的血液循環變差，就容易出現老舊廢物囤積，腳部疲勞、倦怠、水腫、體質虛寒這類症狀，所以建議大家按壓穴道，促進血液循環，藉此改善這些症狀。

「足三里」是最為有名的經穴之一，除了能消除腳部疲勞，還能紓緩全身疲勞以及預防疾病，是讓人健康長壽的穴道。「承山」則可直接刺激小腿肚的肌肉，促進血液循環，排出乳酸與其他疲勞物質，能有效緩解腳部疲勞並消除腳部水腫，打造修長美腿。

這個穴道也很有效果！

承山

足太陽膀胱經

位於小腿肚下緣中央處，能有效去除腳部疼痛。

其他效果
- □腳部酸麻
- □便祕
- □痔瘡

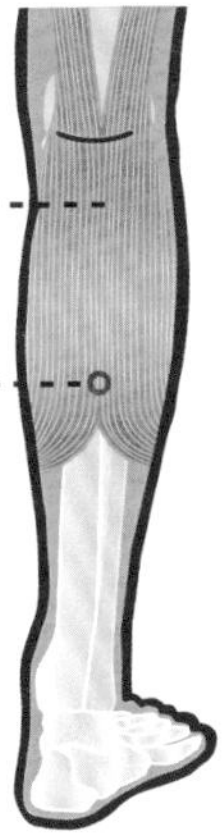

尋找方式

位於小腿肚肌肉（腓腸肌）左右分界之處。

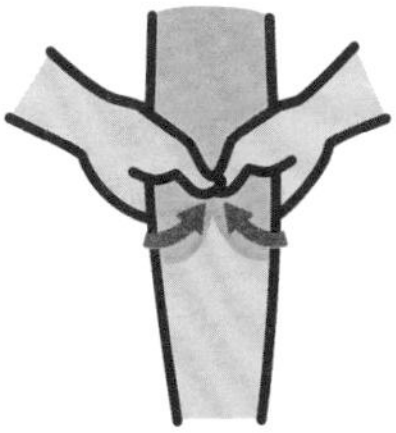

按壓方式

以雙手拇指抵住穴道後，以其他手指撐住背面，再一邊吐氣，一邊朝腳部中心點用力按壓6～8次，左右兩邊穴道皆以相同的方式按壓。

穴道名稱由來 ❹ 足三里

「足三里」的「三里」源自距離「犢鼻穴」三里（三寸）之意，「足」則代表是腳部的穴道。自古以來，足三里就是穴道的代名詞，連知名俳句詩人松尾芭蕉都在「奧之細道」的序文寫下「縫補股引（日本傳統綁帶褲）綻破之處，更換斗笠的綁繩，對足三里穴施以熱炙後，旅行的準備已然就緒，松島明月已於腦海之上浮現……」的句子，由此可知，詩人芭蕉在踏上旅途之前，先替綁帶褲打了補丁，也替斗笠換了新的綁繩，還替足三里穴熱炙。由於當時的旅行都是以步行為主，代表旅行者都知道足三里穴能有效緩解腳部疲勞。

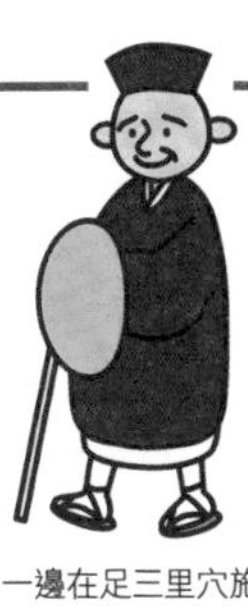

一邊在足三里穴施炙，一邊旅行的松尾芭蕉。

緩解腹脹

其他效果
- □胃痛
- □膝蓋疼痛
- □下痢

梁丘

足陽明胃經

位於膝蓋附近。由於是屬於胃經的穴道，所以也能治療胃痛與骨痙攣。

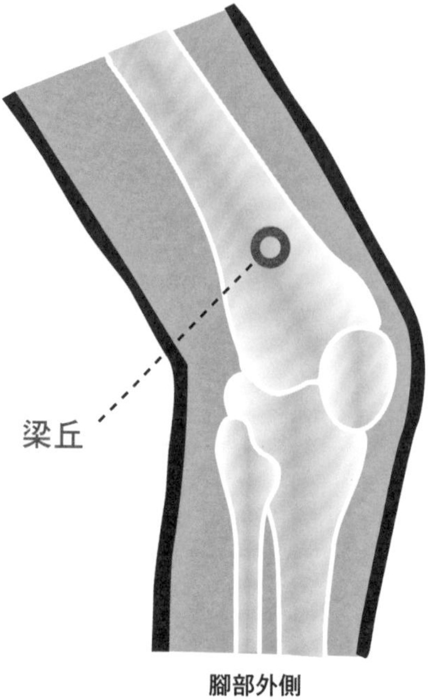

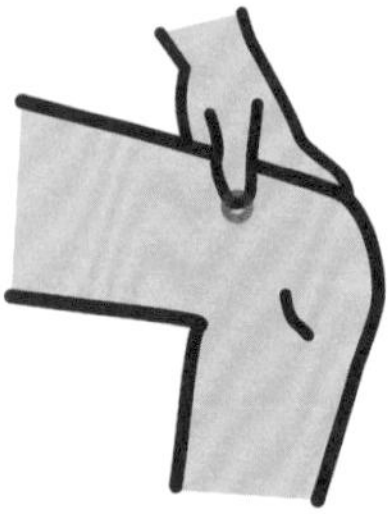

按壓方式

利用另一邊的手抓住反側的大腿，再一邊吐氣，一邊以拇指朝腳部中心點用力按壓6～8次，吐氣時放鬆按壓的力道。左右穴道都需以相同的方式按壓。

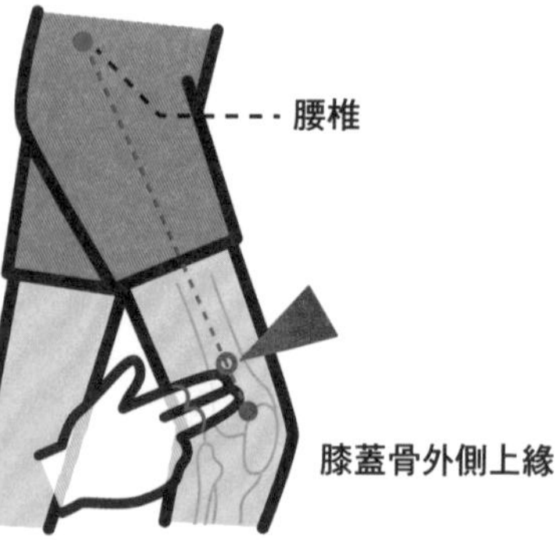

尋找方式

假想膝蓋骨外側上緣與腰椎之間有一條線，再從膝蓋骨的邊緣往斜上方沿著這條線移動兩指幅，就能找到這個穴道。

改善胃腸血流，排出脹氣

腸 胃消化機能不彰，會導致食物消化速度變慢，此時食物會腐敗、發酵，進而導致胃部脹氣，便祕、吃飯吃太快、因為緊張而吸入過多空氣，也會造成胃部脹氣。

「梁丘」除了可緩解腹脹，還能有效治療消化不良、暴飲暴食造成的胃痛，是能治療胃部各種症狀的穴道。「大巨」是可改善胃腸血液循環，促進排氣、排便的穴道。「足三里」也能有效治療腹脹（P74）。唯一要注意的是，有逆流性食道炎的患者應該避免按壓這個穴道。

這個穴道也很有效果！

大巨 足陽明胃經

位於肚臍中央一帶，可調理脹氣，解除胃部不適。

其他效果
- □下痢
- □便秘
- □月經不順

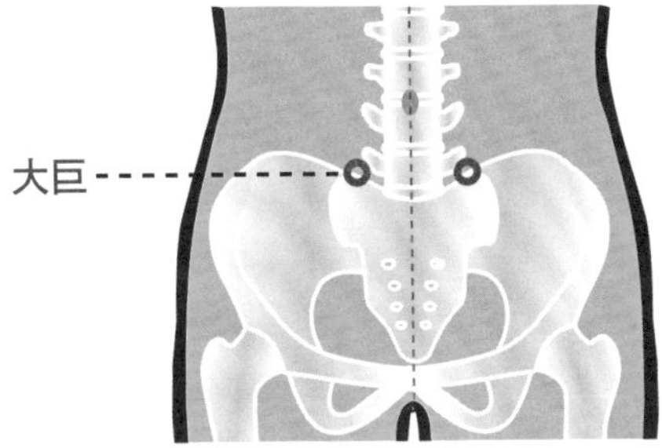

正面

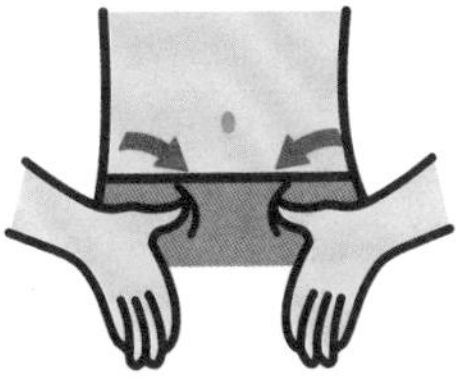

按壓方式

一邊吐氣，一邊以兩隻手的拇指朝背後按壓左右兩邊的穴道6～8次，吸氣時放鬆按壓力道。

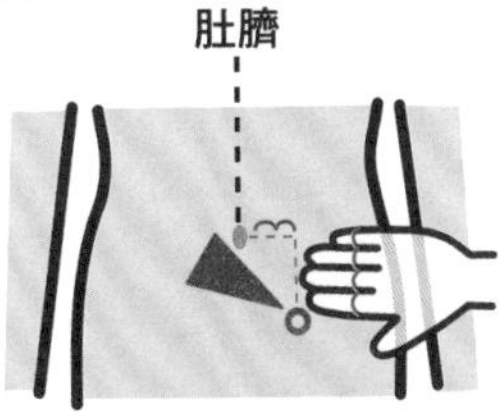

尋找方式

從肚臍往外移動兩指幅（天樞穴），再往下移動四指幅。

穴道名稱由來 5 梁丘、大巨

小山、微微隆起的地勢謂之「丘」，丘的背部謂之「梁」。位於膝蓋上方，如丘陵隆起之肌肉的背面的「梁丘」因此得名。「大」與「巨」都有碩大、重要的意思，位於腹部最重要也最為隆起之處的「大巨」因而得名。

緩解花粉症

曲池

手陽明大腸經

曲池是位於手肘外側的穴道，具有抑制腫癢的效果。

其他效果

□ 肩膀僵硬
□ 四十肩、五十肩
□ 牙痛

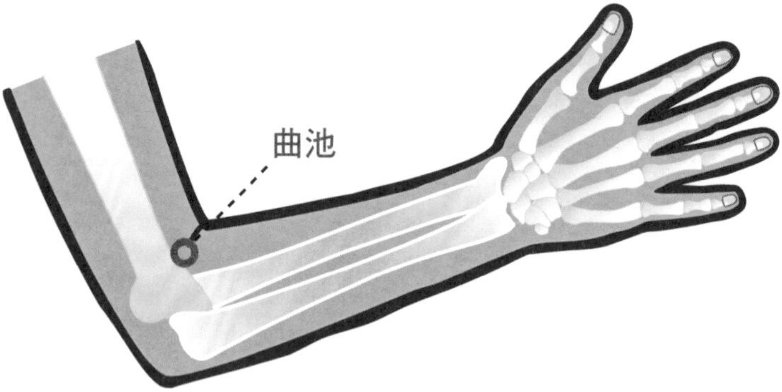

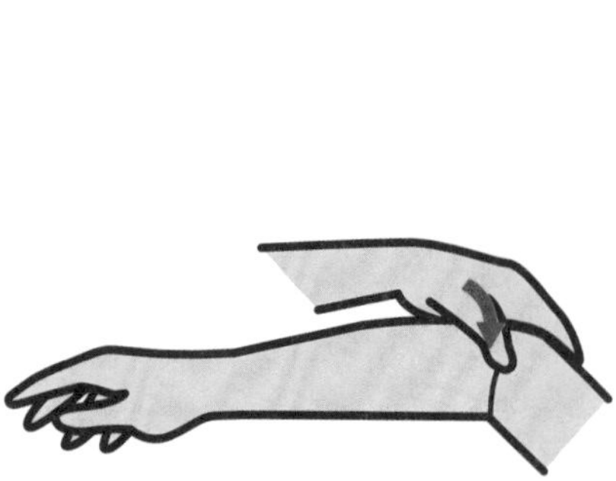

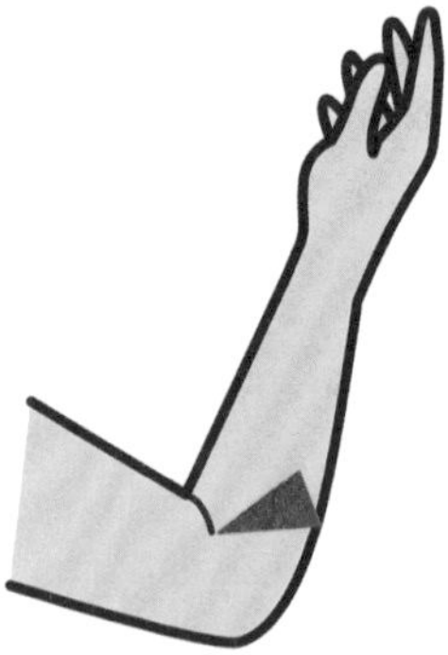

按壓方式

輕輕彎起手肘，再像是抓住手肘般，讓拇指抵在穴道上，一邊吐氣，一邊朝手臂中心點按壓 6～8 次，吸氣時放鬆按壓力道。左右穴道都要以相同的方式按壓。

按壓方式

彎起手肘，皺褶出現後，位於皺褶靠拇指這端的位置。

提升免疫力，擊退惱人的花粉症

杉樹與檜木的花粉會引起季節性過敏症狀之一的花粉症，其症狀包含打噴嚏、流鼻水、眼睛腫癢，據說有四分之一的日本人都有花粉症，建議大家平常就按壓這個穴道，照顧自己的健康。

「曲池」是與大腸對應的穴道，除了能提升免疫力、預防花粉症之外，還能減少青春痘，促進美白。「太白」是能讓黏膜正常發揮作用的穴道。要注意的是，就算勤於按壓穴道，但房間到處都是花粉的話，那麼再怎麼按也不會有效果，所以按壓穴道之前，記得先抖掉沾在衣服或頭髮上的花粉，也要記得洗手、漱口與清理眼睛與鼻子。

這個穴道也很有效果！

太白

足太陰脾經

位於腳拇趾內側，能有效緩解胃部、腹部疼痛，紓緩嘔吐、下痢與痛風造成的不適。

其他效果
- □腹痛
- □便秘
- □失眠

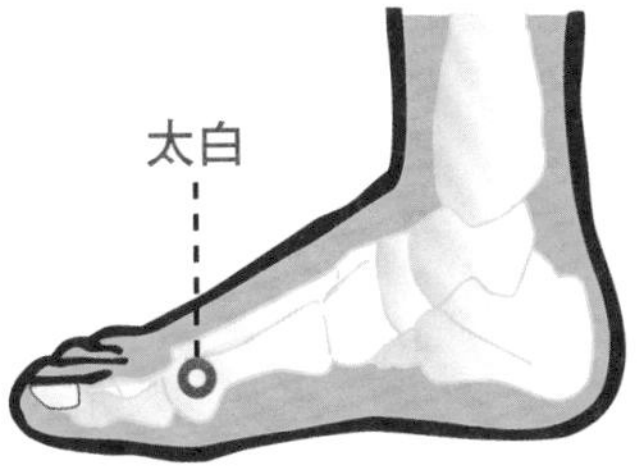

尋找方式

先找到腳拇趾根部突出的圓形骨頭，再往腳踝的方向移動，會摸到凹陷的位置，太白就位於這個位置，差不多是腳背與腳底的分界處。

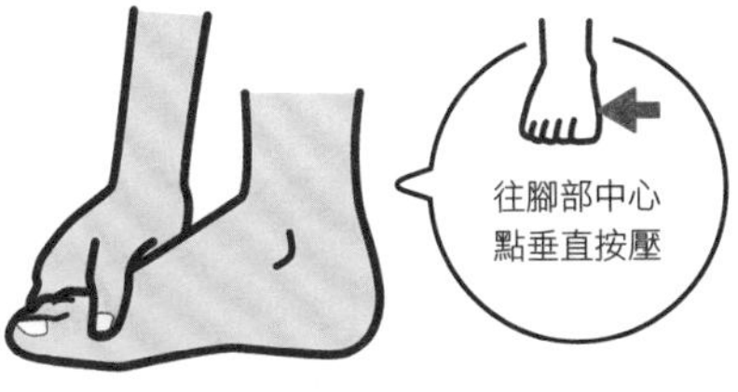

按壓方式

一邊緩緩吐氣，一邊以拇指用力按壓6～8次。吸氣時放鬆按壓的力道。左右兩側的穴道都以相同的方式按壓。

福辻院長的穴道專欄 8

甜點是花粉症的最大幫凶

東洋醫學認為花粉症是免疫系統出了毛病所造成，雖然花粉不會對人體造成太大的危害，但是會激起免疫系統過度反應。當免疫系統努力排出花粉時，身體會出現流鼻水、打噴嚏的症狀。除了按壓穴道，也建議重新檢視自己的飲食內容。砂糖或甜點都是造成花粉症惡化的幫凶，過去甚至有戒掉砂糖，花粉症就得以改善的例子。要吃甜點的話，建議選擇原味優格。也有能調整腸道環境，增強免疫力的無糖優格，建議大家以這類食物替代甜點，對抗花粉症。

緩解膝蓋痛

陰包

足厥陰肝臟經

這是位於大腿內側的穴道，可讓心情穩定或調理經期。

其他效果
- □ 腰痛
- □ 體質虛寒
- □ 經期不順

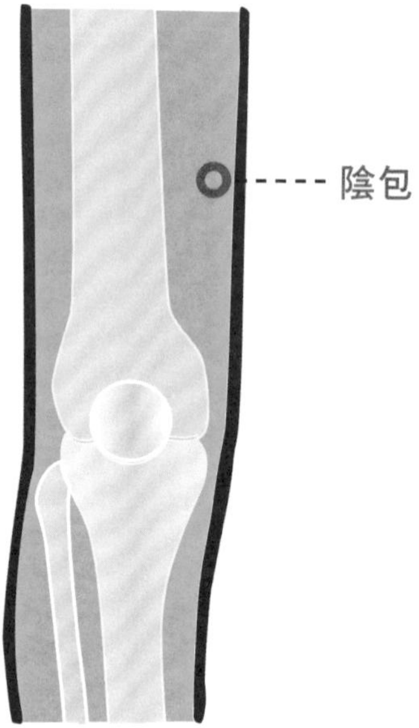

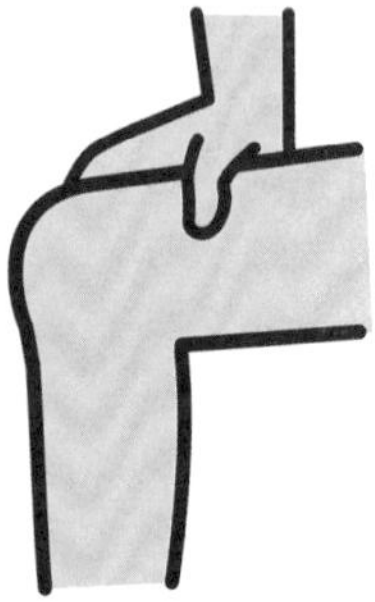

按壓方式

像是用手抓住大腿般，將拇指抵在穴道處，一邊吐氣，一邊朝大腿中心點按壓6～8次，吸氣時放鬆按壓力道。左右穴道都需按壓。

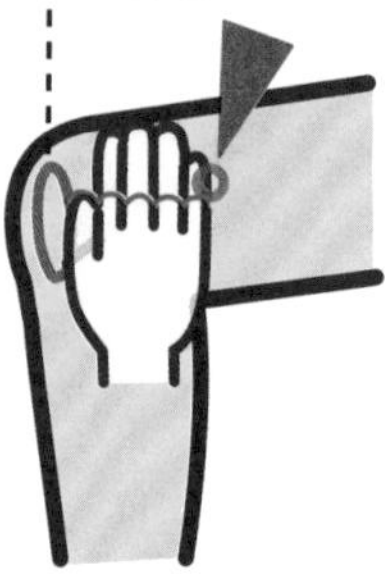

尋找方式

往膝蓋骨內側上緣移動五指幅的位置。

骨盤歪斜會造成膝蓋負擔

膝蓋會痛通常與骨盤歪斜有關。當骨盤傾斜，就會出現O型腿、膝蓋內側疼痛或是出現內八的腳，膝蓋外側疼痛的症狀。此外，因為年老而彎腰駝背時，膝蓋就會常常彎著，進而對膝蓋周圍的肌肉或韌帶造成負擔，有不少人因此膝蓋疼痛。

「陰包」可調理氣血，緩和膝蓋疼痛；「膝關」則可全面治療膝蓋的毛病，例如膝蓋痛或是類風溼性關節炎。若要校正骨盆，可試著按壓「大腸俞」（P68）這個穴道，效果也很顯著。

這個穴道也很有效果！

膝關

足厥陰肝經

位於膝蓋內側，可溫熱經絡，排出多餘的水分。

其他效果
- □腰痛
- □類風溼性關節炎
- □虛弱體質

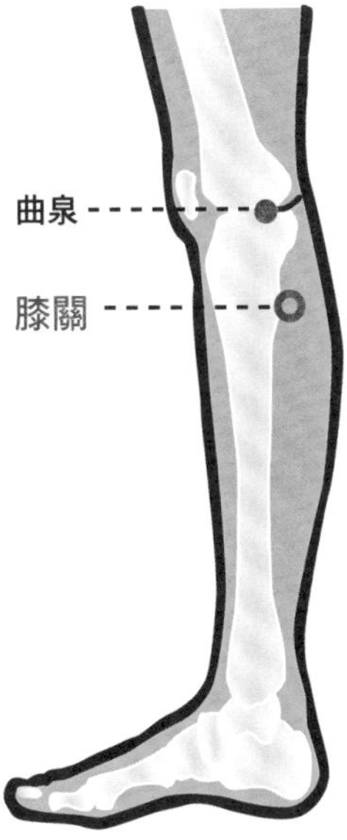

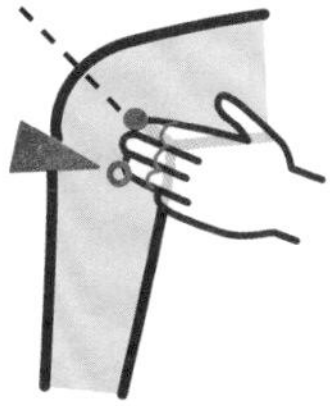

尋找方式

先彎曲膝蓋，再從位於內側橫紋邊緣的「曲泉」往下移動三指幅。

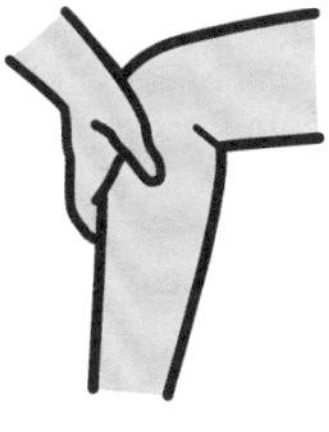

按壓方式

先以拇指抵住穴道，再緩緩吐氣，往腳部中心點用力按壓6～8次，吸氣時放鬆按壓的力道。左右穴道都要按壓。

還有這種方法！

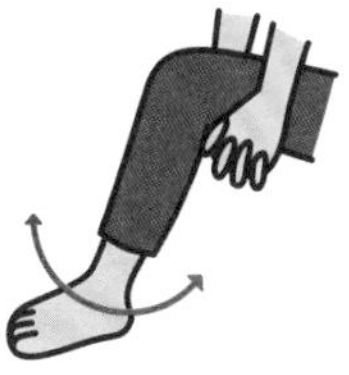

只需抬起膝蓋，再前後擺動小腿！

女性之所以比較容易膝蓋痛，通常是因為腳部肌肉量不足。要緩解膝蓋痛的問題，請先訓練大腿前側的肌肉。第一步先坐下來，再以雙手手指輕輕地從膝蓋後側往上抬起大腿，接著讓小腿前後擺動三十次以上，就能訓練大腿前側的肌肉。這個動作也能在辦公室做，所以請大家從今天開始試看看吧。

緩解四十肩五十肩

天宗

手陽明小腸經

這個穴道位置肩胛骨附近，可通暢經絡，改善上半身症狀。

其他效果
- □肩膀僵硬
- □落枕
- □背部疼痛

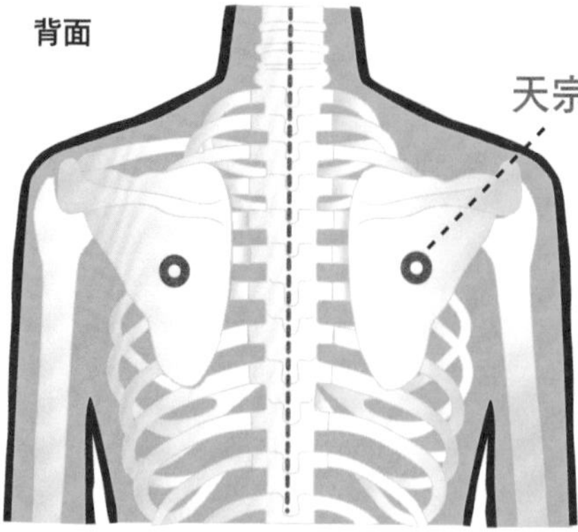

尋找方式

這個穴道位於肩胛骨正中央。雖然我們沒辦法看到自己的背部，但是只按到穴道附近的位置也沒關係。只按手按得到的範圍也會有效果。

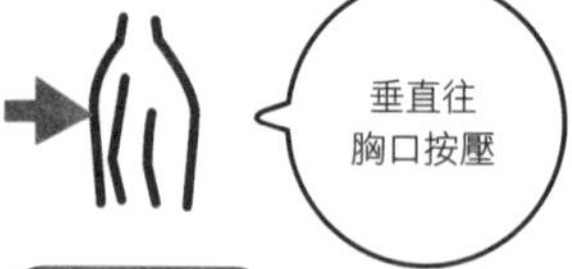

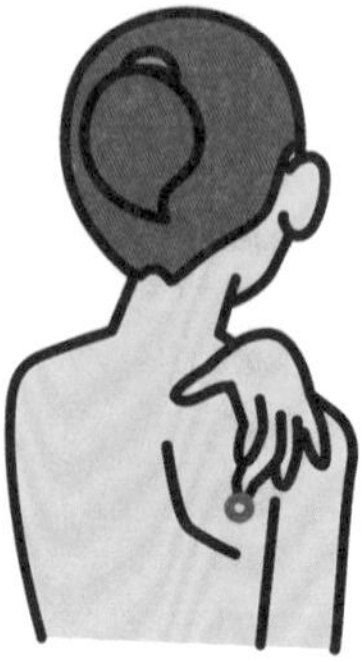

按壓方式

將另一邊的手伸到背部，再以中指抵住穴道，一邊吐氣，一邊按壓6～8次，吸氣時放鬆按壓的力道。也可以只按肩膀痛的那一邊。

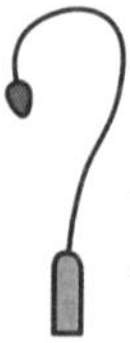

可使用市售的肩膀按摩器

養成平日按壓穴道的習慣，直到肩膀恢復原有的靈活度為止

隨著年紀增長，肩膀附近的肌肉會失去彈性，關節會變硬與發炎，偶爾肩膀會突然覺得疼痛，手怎麼也抬不起來，而這種症狀就稱為沾黏性關節囊發炎（四十肩或五十肩）。雖然幾週到一年內就會自然痊癒，但有些人的肩膀會因此變得不太靈活，所以還是需要格外注意。如果症狀剛發作，切記多休息，等到沒那麼痛了，再替自己按壓穴道，照顧自己的肩膀。「天宗」可放鬆肩膀到背部的肌肉，促進血液循環，緩和不適症狀。「肩髃」則可直接緩解肩膀疼痛。

這個穴道也很有效果！

肩髃

手陽明大腸經

位於肩關節周圍的穴道。髃有角落的意思，這個穴道位於肩膀末端，故以此命名

其他效果

□類風濕性關節炎
□牙痛
□蕁麻疹

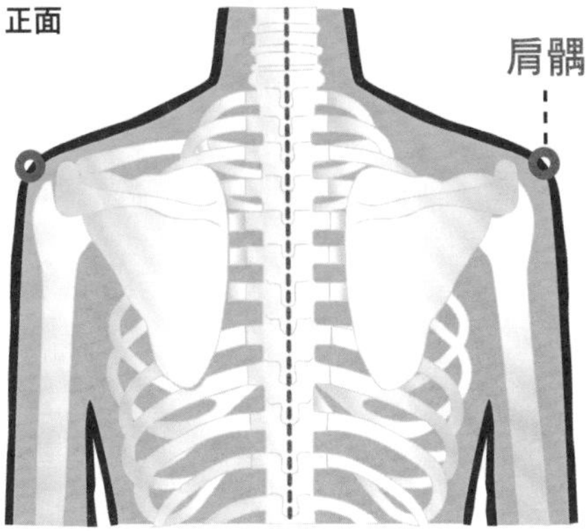

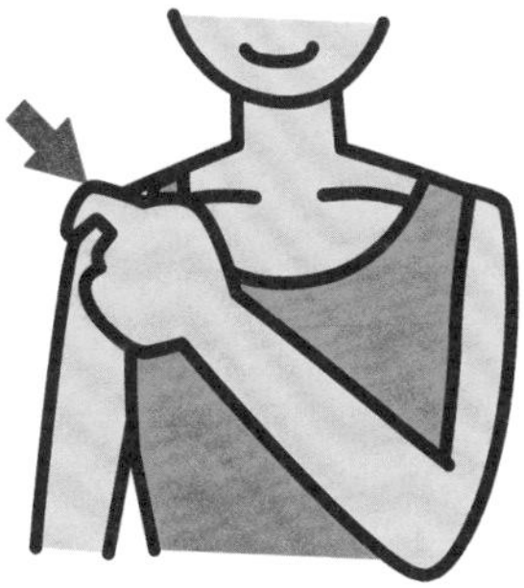

按壓方式

一邊吐氣，一邊以中指按壓穴道 6～8 次，再一邊吸氣，一邊放鬆按壓的力道。可只按肩膀痛的那一邊。

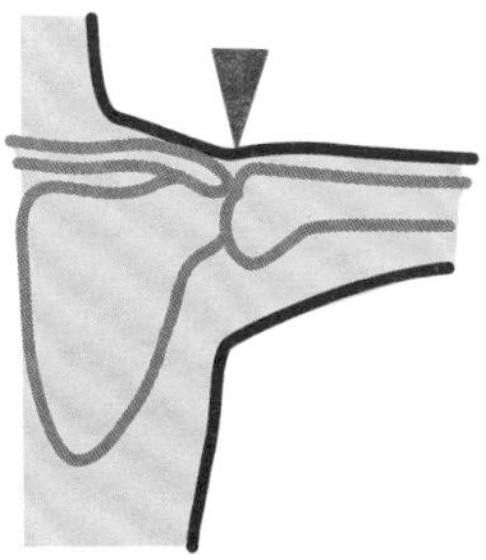

尋找方式

這個穴道位於肩膀關節的末端。手臂抬至水平角度時，肩膀關節前側凹陷處，就是這個穴道的位置。

還有這種方法！

如果四十肩、五十肩突然發作，請務必徹底活動肩膀。如圖 1 從腋下抓住胸大肌，再讓肩膀往前後的方向盡量轉動。也可如圖 2 般，將拇指放在腋下，再以其他手指捏住背部的肩胛骨，然後轉動手臂。這些動作可放鬆肩膀附近的肌肉，緩解肩膀的疼痛。

圖1

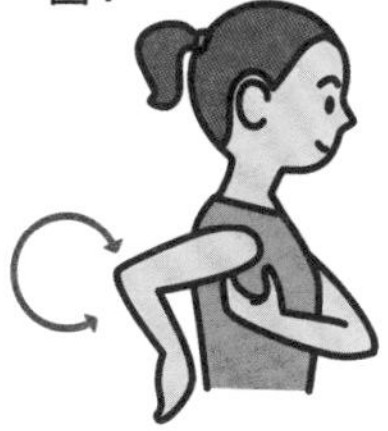

從腋下抓住胸大肌，再轉動肩膀。

圖2

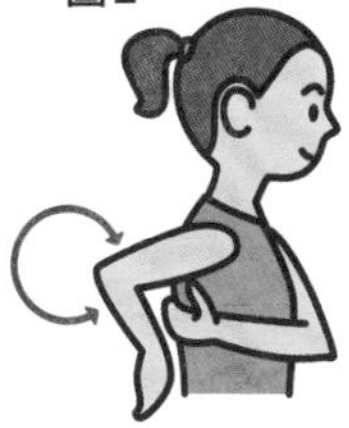

從腋下抓住肩胛骨，再轉動肩膀。

緩解 胃炎 逆流性食道炎

中脘

任脈

脘就是胃。換言之，這是能改善各種胃病的穴道。

其他效果

□便秘
□宿醉
□孕吐

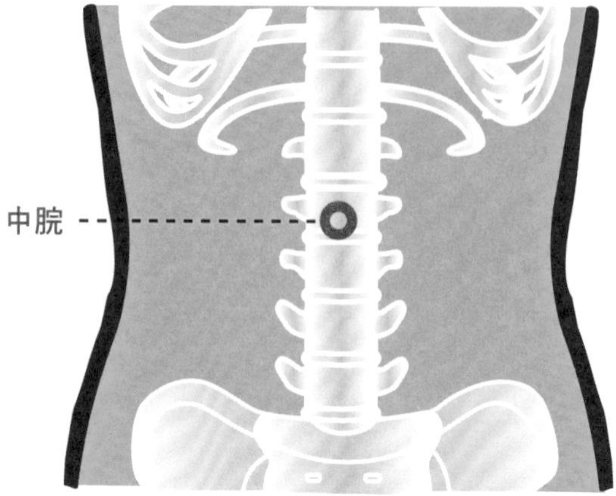

正面

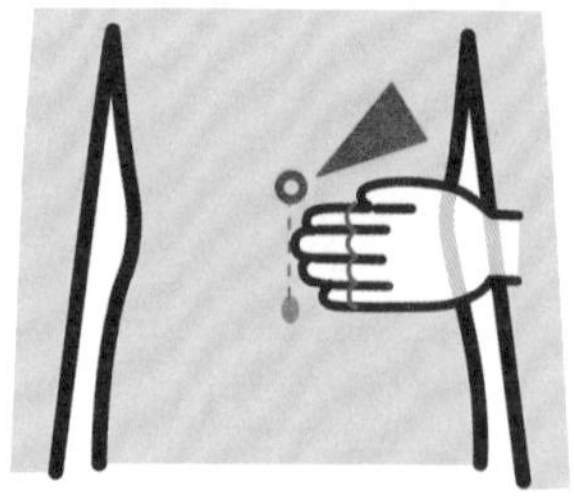

尋找方式

這個穴道位於肚臍與心窩的正中央，差不多是肚臍往上四指幅的位置。

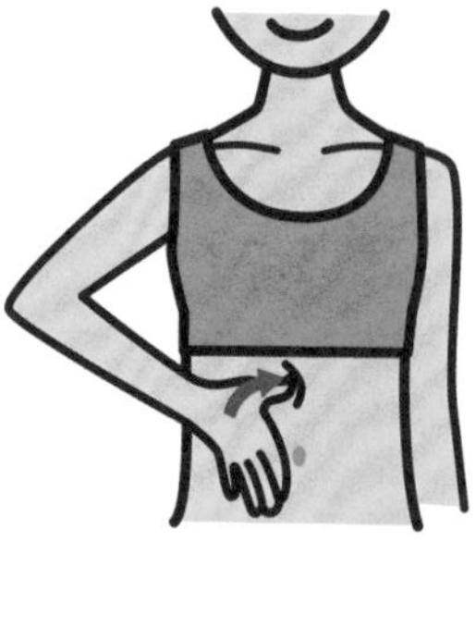

按壓方式

一邊吐氣，一邊以拇指按壓穴道6～8次。吸氣時，放鬆按壓力道。按太用力會想吐，所以輕輕按就好。

緩解胃酸過多、胃酸逆流所造成的胃痛與火燒心

胃炎是胃酸過多或胃部黏液分泌不足，造成胃部黏膜發炎的疾病，最常見的症狀有胃痛、胃部不適、想吐，逆流性食道炎則是胃酸過多，胃部的食物往食道逆流的疾病，特徵是用餐之後的火燒心、打嗝、酸性物質沿著食道往上湧的症狀，此時可按壓穴道改善。「中脘」可直接緩解胃痛，全面治療各種胃病。「漏谷」則可放鬆身心緊張，藉此緩解胃部各種症狀。

這個穴道也很有效果！

漏谷

足太陰脾經

位於脛骨內部。具有排尿順暢、排出多餘水分的效果。

其他效果

□ 腹脹
□ 緊張
□ 腳部浮腫

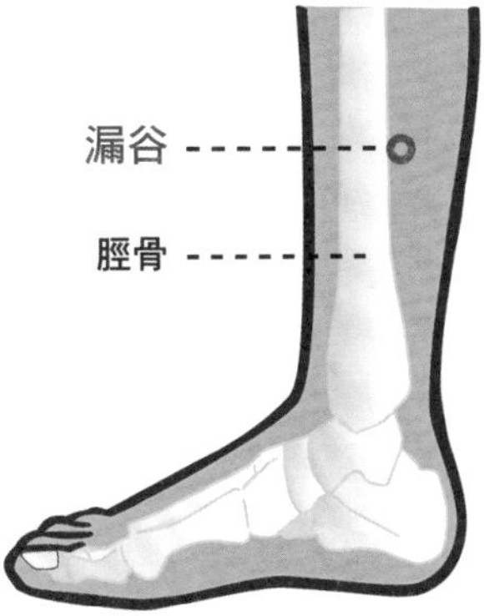

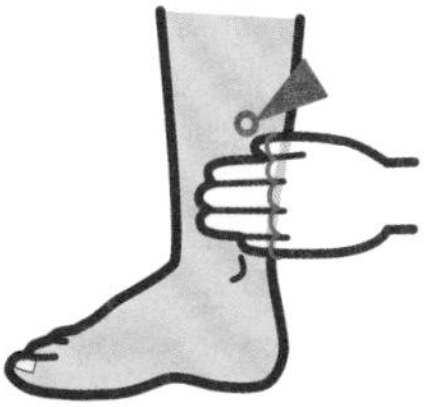

尋找方式

從內側腳踝的上緣往上移動五指幅，脛骨的縫隙之處。

按壓方式

一邊吐氣，一邊像是捲住脛骨般，以拇指按壓6～8次。吸氣時放鬆按壓的力道。左右穴道都需按壓。

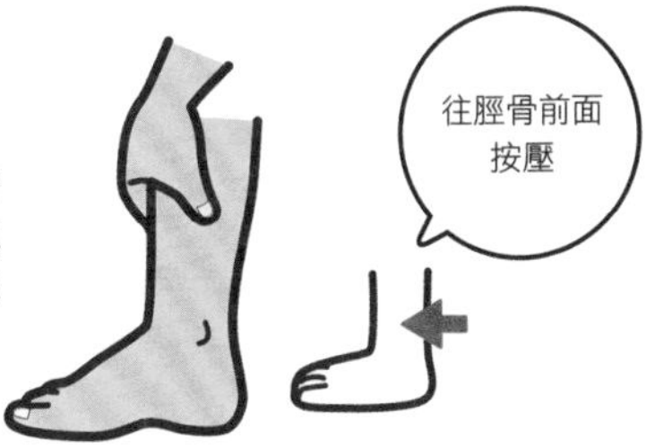

福辻院長的穴道專欄 9

壓力是造成胃炎、食道炎的凶手

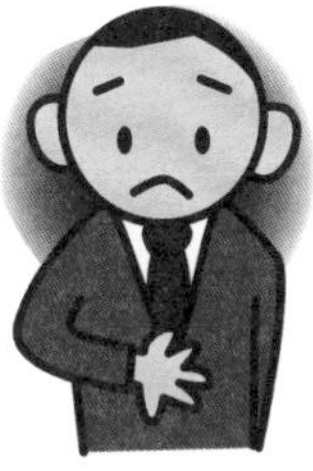

因為胃炎或逆流性食道炎而來診所的病患，有很多是精神比較敏感的人，個性豪爽的人比較不會有這類問題（笑）。胃是不耐壓力的器官，所以平常可做一些輕鬆的運動，讓自己放鬆一下，或是泡個水溫沒那麼高的澡，釋放日常的壓力。要治療神經性胃炎或食道炎的話，可搭配內關穴（P50），也很建議搭配能紓解壓力的中衝穴或氣海穴（P94～95）。

改善耳鳴、重聽

外關

手少陽三焦經

位於前臂外側，氣血出入要害之處。

其他效果

□手部關節痛
□頭痛
□頭昏

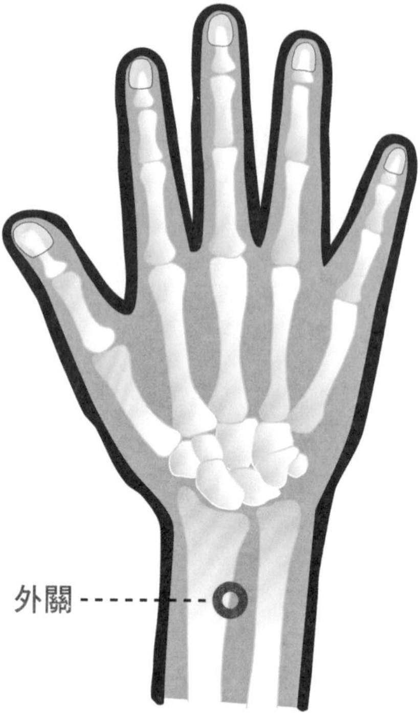

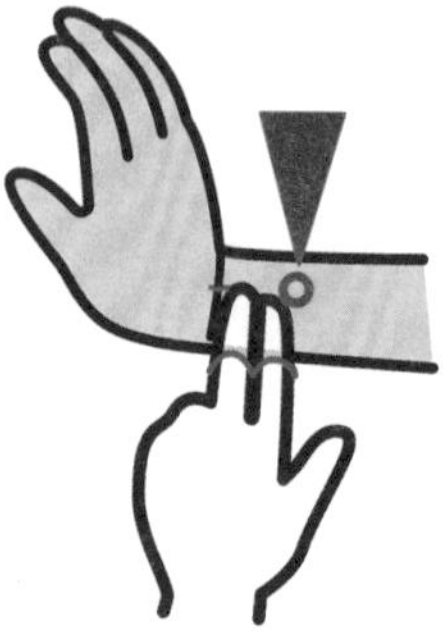

尋找方式

將手腕反折，折出橫紋後，從橫紋中央往手肘方向移動兩指幅。

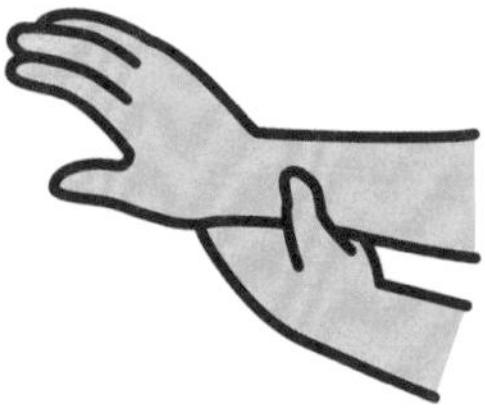

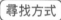

按壓方式

一邊吐氣，一邊以拇指往手臂中心點按壓穴道 6～8 次。吸氣時放鬆按壓的力道。左右穴道都需按壓。

自律神經因壓力或過勞而變得紊亂時，要特別注意相關症狀

耳鳴有可能是耳部疾病、腦部障礙或自律神經失調，有時會出現重聽這類併發症。重聽的種類有很多，例如從外耳到中耳出現障礙的傳音性重聽，內耳與聽覺神經機能衰退的感音性重聽，或是突然單耳聽不見的突發性耳聾。壓力、過勞、睡眠不足常會造成耳部疾病，所以平常盡可能讓生活規律與減輕壓力。

「少海」可讓耳鳴這類不適症狀減輕，「外關」則可全面治療各種耳部疾病。

這個穴道也很有效果！

少海

手少陰心經

位於手肘的穴道。海代表氣血匯聚之處。

其他效果

□便秘
□下痢
□感冒

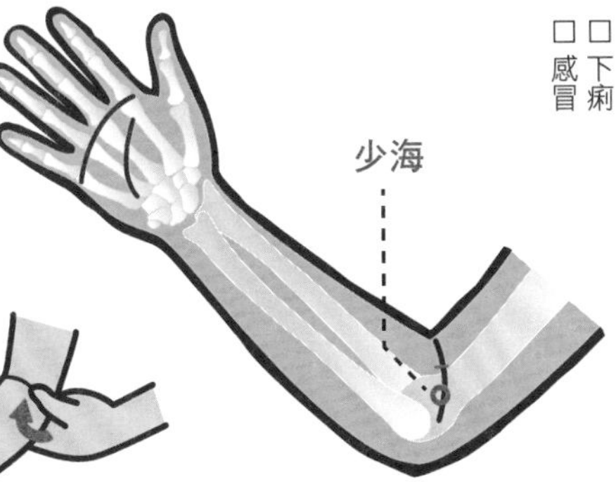

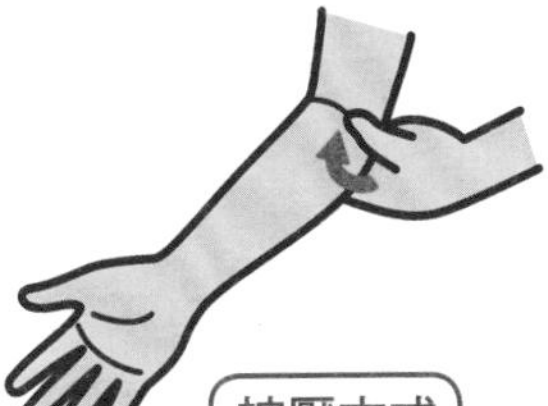

按壓方式

一邊吐氣，一邊以拇指朝手臂中心點按壓穴道 6～8 次。吸氣時放鬆按壓的力道。左右穴道都需按壓。

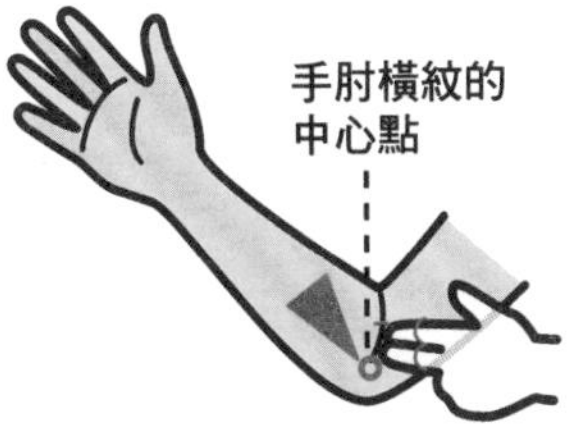

尋找方式

從彎曲手肘後產生的橫紋中心點，往小指頭方向移動兩指幅的凹陷之處。

福辻院長的穴道專欄 10

溫熱腎臟，改善耳部不適症狀

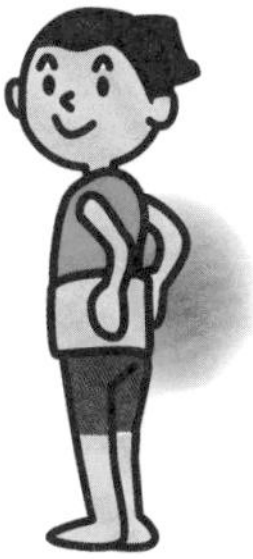

耳鳴、重聽是老人常見的症狀，而東洋醫學認為，腎臟虛弱就會出現這類症狀。反之，即使年紀增長，只要腎臟仍然健康，就不會出現聽不清楚的毛病。如果耳部出現不適，除了按壓前面介紹的兩個穴道之外，也可按壓腎俞（P148）這類與腎臟對應的穴道。以手掌輕輕搓熱腎臟的位置，或是穿上肚圍，讓腎臟慢慢熱起來，都能有效改善耳部症狀，唯獨不要使用效果較刺激的懷爐。

【改善高血壓、低血壓】

合谷

手陽明大腸經

位於手背的穴道。對許多症狀都有療效，也能有效緩解疼痛。

其他效果

□喉嚨痛
□發燒
□牙痛

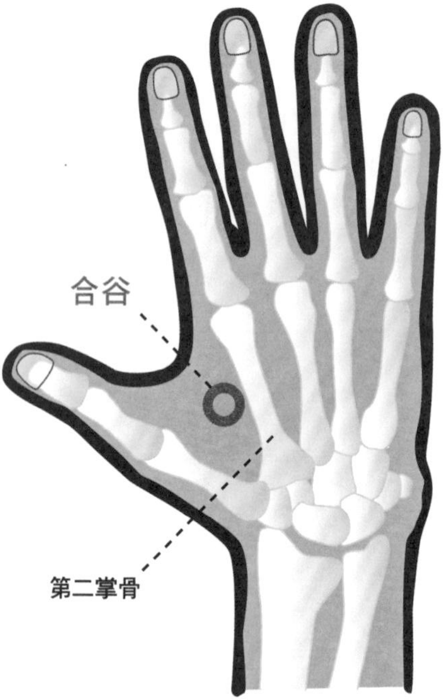

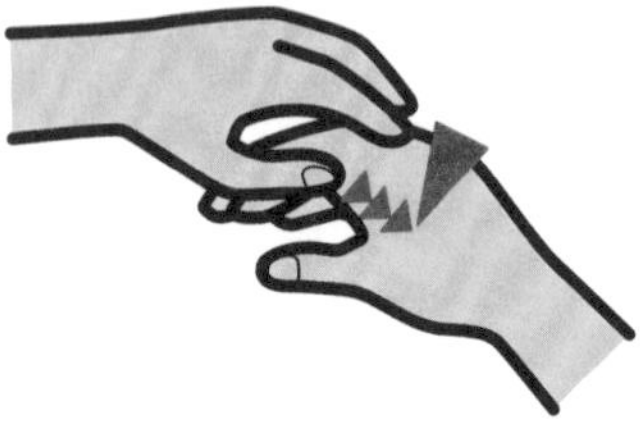

尋找方式

位於拇指與食指之間虎口。從食指骨頭（第二掌骨）往根部摸到與拇指骨頭銜接處之前的凹陷處，就是這個穴道的位置。

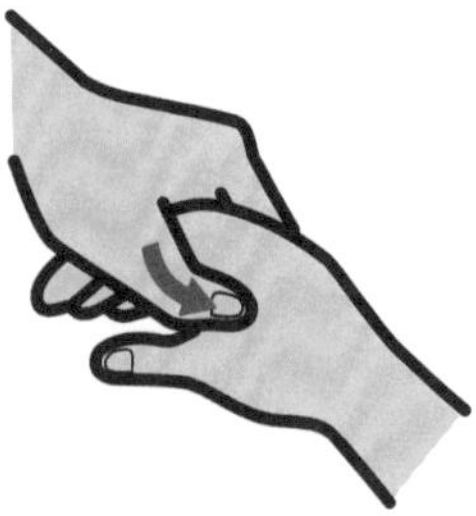

按壓方式

像是扣住手背一般，將手背提起來，再一邊吐氣，一邊像是捲住第二掌骨般，以拇指按壓穴道6～8次，吸氣時放鬆按壓的力道。左右穴道都需按壓。

以針灸治療高血壓與低血壓時是從同一個穴道治療

假設高血壓已經嚴重到讓身體的肌肉變得僵硬，進而使血管受到壓迫，造成血液循環不良時，心臟就會進一步加壓，將血液輸送到全身，而低血壓的情況則剛好相反，心臟壓出血液的力道變弱，營養無法順利流經全身，我們就會變得缺乏熱量與活力。若去一般醫院求診，會針對高血壓與低血壓開不同的藥，但針灸治療則會透過相同的穴道治療。

「合谷」能讓全身充滿活力，抑制各類疼痛。「行間」則可讓全身的血液正常循環。

這個穴道也很有效果！

行間

足厥陰肝經

行有通過之意，因為氣從第一指與第二指之間經過，所以才如此命名。

其他效果

□眼睛疲勞
□生理痛
□頭痛

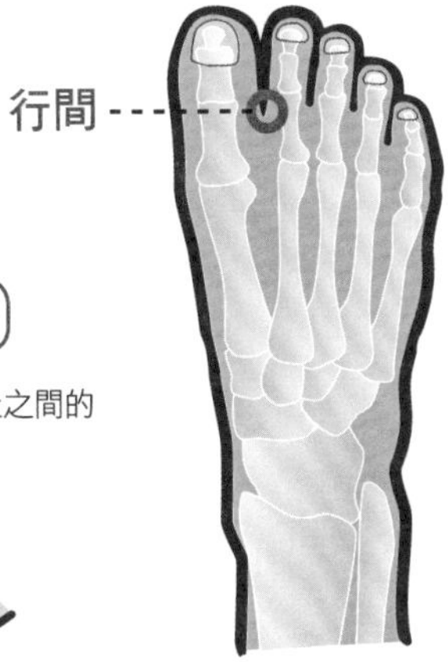

尋找方式

位於腳拇趾與腳食趾之間的中心點。

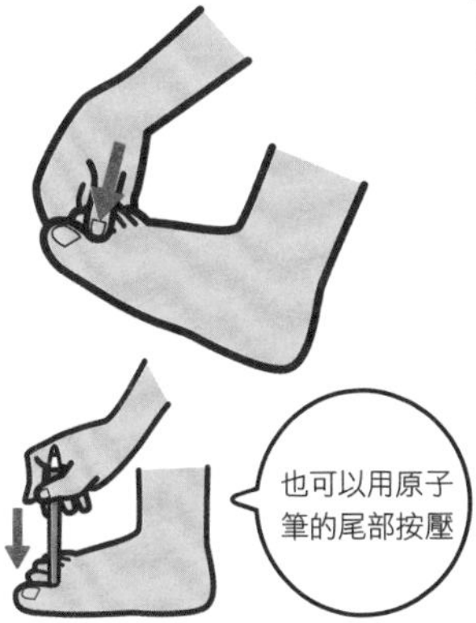

按壓方式

一邊吐氣，一邊朝腳底以拇指垂直按壓6～8次，吸氣時放鬆按壓的力道。左右穴道都需按壓。

還有這種方法！

光是轉轉手腕與腳踝，放鬆一下周邊的肌肉，就能促進全身血液循環。請先十指交握，再大幅轉動手腕，接著蹺腳，用手抓住腳底大幅轉動腳踝。養成在工作與家事的空檔花一分鐘轉轉手腕與腳踝的習慣，就能穩定血壓。

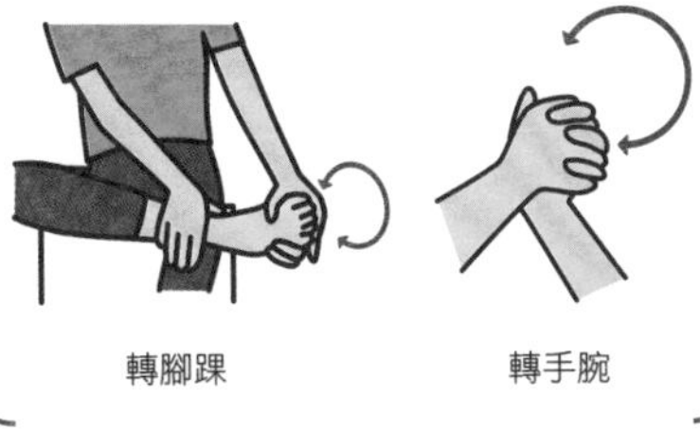

改善頻尿、漏尿

中極

任脈

位於身體的中心點。因為是重要的穴位，所以如此命名。

其他效果
□膀胱炎
□腎炎
□不舉

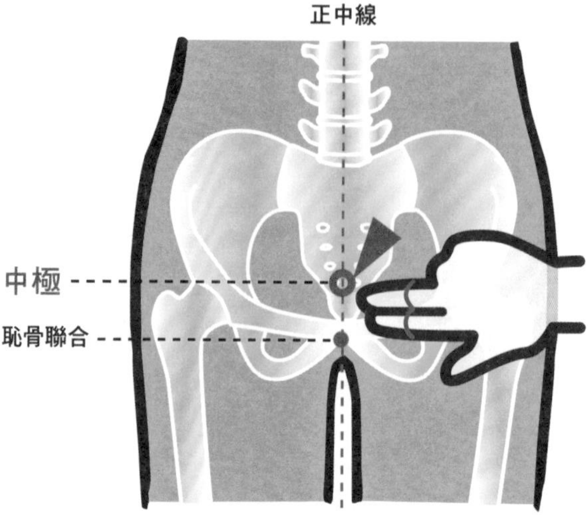

尋找方式

位於腹部中央線上，距離恥骨聯合上緣的上方兩指幅處。

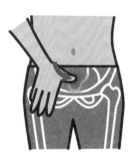

按壓方式

以拇指緩緩按壓穴道 1～2 分鐘。

體質虛寒、年紀會讓人常跑廁所

造成頻尿、漏尿的原因有很多，例如膀胱機能衰退、攝護腺肥大、結石、細菌感染，都有可能。最近不論男女，體質虛寒的人愈來愈多，一旦下半身虛寒，就會常常跑廁所。此外，隨著年紀增長，膀胱的彈性會愈來愈差，無法儲存大量的尿，所以超過七十歲之後，大多數人都會半夜起床上廁所。

若想改善這類症狀，不妨按壓能有效治療泌尿器官與婦科疾病的特效穴道「中極」。而「足五里」可促進下半身的血液循環，也能緩和頻尿的症狀。

這個穴道也很有效果！

足五里

足厥陰肝經

位於大腿內側上方，能調氣止痛。

其他效果
- □喉嚨痛
- □咳嗽
- □痰瘀

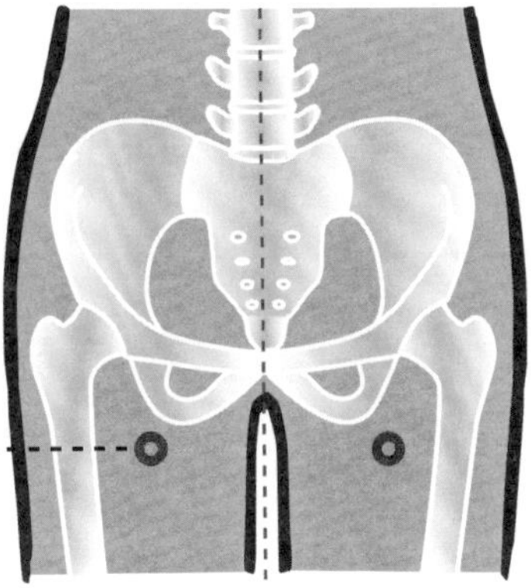

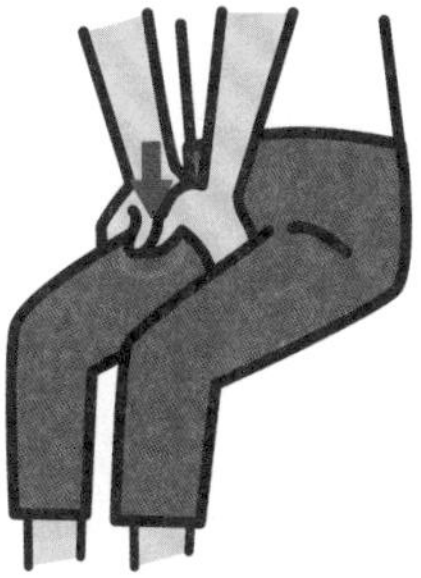

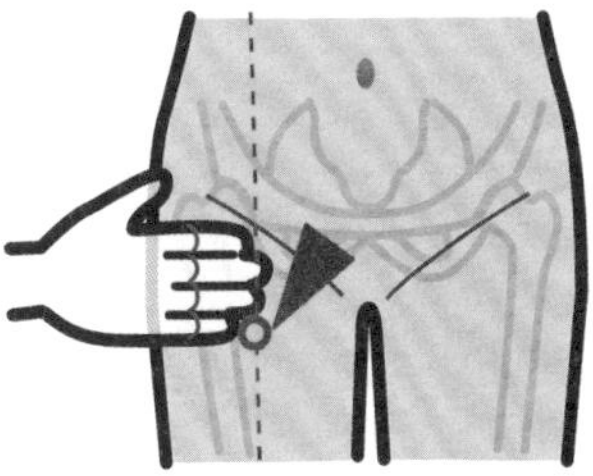

按壓方式

一邊吐氣，一邊朝腳部中心點，用雙手拇指用力按壓穴道 6～8 次，吸氣時放鬆按壓的力道。左右穴道都需按壓。

尋找方式

先在大腿根部找到大腿動脈脈搏明顯之處，再往膝蓋方向移動四指幅。

福辻院長的穴道專欄 11

利用骨盆運動治療頻尿症狀

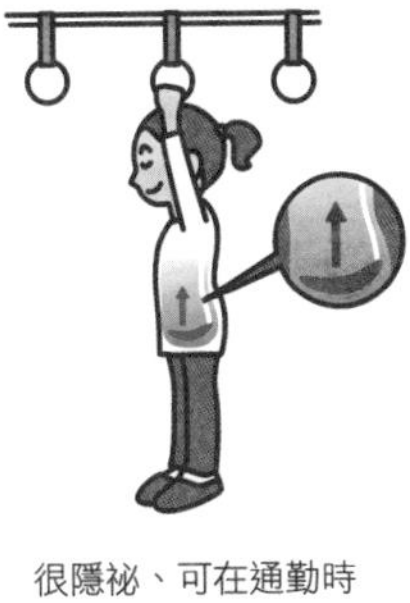

很隱祕、可在通勤時進行的訓練。

在我的患者之中，許多人在短短不到一小時的治療裡，前後會需要去兩次廁所，甚至有人途中還得去一次。要預防頻尿或漏尿，就必須鍛練骨盆底肌。這是於骨盆底部撐起內臟的吊床狀肌肉。訓練方法很簡單，一開始先打直背部，接著提肛（女性則要連陰道都縮緊），讓骨盆底肌往上拉緊。持續 5～10 秒之後放鬆，接著再拉緊。這一連串的動作要重覆 6～8 次。這個訓練很隱祕，所以能在任何地方進行，建議大家每天搭電車上班時，都試著做做看這個訓練。

ASUKA針炙治療院
患者最頭痛的症狀
前5名

第2名

肩頸僵硬

要特別注意因長時間盯著手機而找上門的「圓肩」

或許是因為愈來愈多人長時間使用智慧型手機，最近有許多患者都有駝背的毛病，導致肩膀往前突，這就是所謂的「圓肩」。這種姿勢會對頸部與肩膀造成負擔，這部分的肌肉也會變得僵硬。肩頸僵硬常會造成頭痛與肌鍵滑膜囊炎。

我的患者之中有位鋼琴老師，他的頸部與肩部也非常僵硬。按常理來說，若很常彈鋼琴，手部的疲勞會被肩膀吸收，但這位患者的肩膀實在太過僵硬，導致雙手過於疲勞，他也長期患有手麻、頭痛這類症狀。當我在他的肩膀穴道施針4～5次後，他總算又能彈琴了。

血液循環不佳，無法順利排出老舊廢物時，肩頸就容易僵硬，此時可按壓肩井、巨骨（P46～47）這兩個穴道，也記得平常就讓頸部與肩膀多活動，舒展開來，才能促進血液與淋巴的循環。

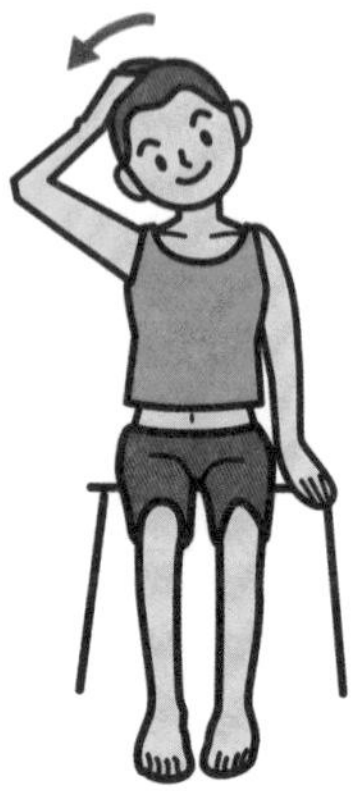

將手扶在頭上，再讓頭往右側傾斜。讓呼吸放緩，同時維持這個動作10秒。接著另一邊也以相同的方向放鬆。左右各做一次為一組，一次可做五組。

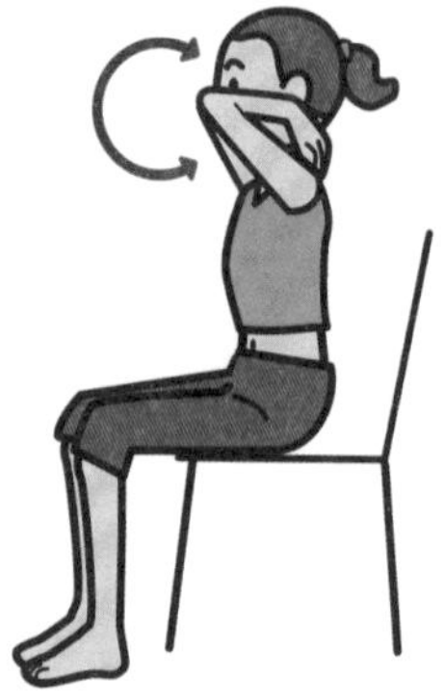

雙手置於肩上，再大幅往前、往後轉動肩膀各十次。

第3章

讓身心都恢復活力的穴道

工作壓力、煩燥、鬱悶這些心理疾病也能透過穴道治療。調整自律神經，讓身心一起放鬆吧。

◎

- □ 壓力↓**中衝**
- □ 欲振乏力、憂鬱↓**大陵**
- □ 緊張↓**風池**
- □ 煩燥↓**太敦**
- □ 專注力↓**關衝**
- □ 失眠↓**完骨**
- □ 倦怠↓**公孫**

紓解壓力

中衝

手厥陰心包經

位於中指的末端，可讓大腦正常運作。

其他效果
□醒腦
□腹痛
□中暑

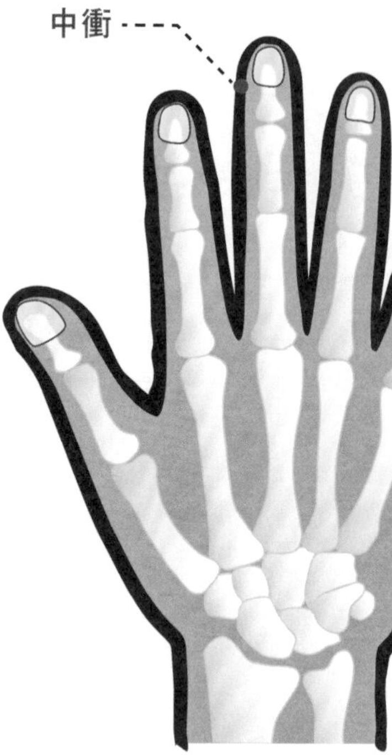

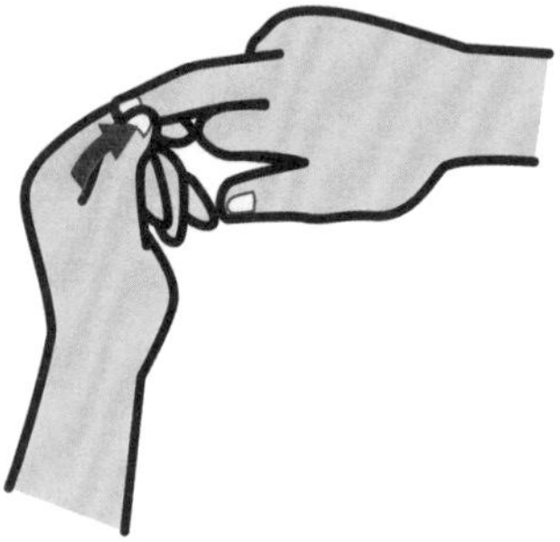

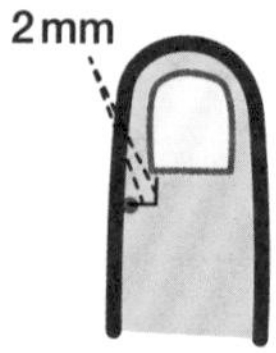

按壓方式

以食指從背面撐著，再以拇指一邊吐氣，一邊朝手指中心點按壓穴道 6～8 次，吸氣時放鬆按壓的力道。左右穴道都需按壓。

尋找方式

位於中指指甲的下緣，從指甲內側邊角往左下方 2 公釐的位置。

穩定自律神經，讓身心得以放鬆

自律神經分成交感神經與副交感神經兩種，身體持續活動時，交感神經會比較活躍；而當身體休息時，副交感神經會比較活躍，兩者就像是油門與煞車的關係，只有當兩者處於平衡的狀態，身心才能常保健康。當我們感受到壓力，自律神經就會失序，交感神經變得過於活躍，身體就會出現各種不舒服的症狀，所以讓我們一起按壓穴道，活化副交感神經，放鬆身心的緊張吧。

具有醒腦效果的「中衝」能讓心情放鬆，「氣海」則是能刺激副交感神經，紓緩緊張。

這個穴道也很有效果！

氣海

任脈

位於肚臍偏下的位置。氣為活力的意思，而氣海則有活力匯聚之處的意思。

其他效果

- □體質虛寒冷
- □經期不順
- □不舉

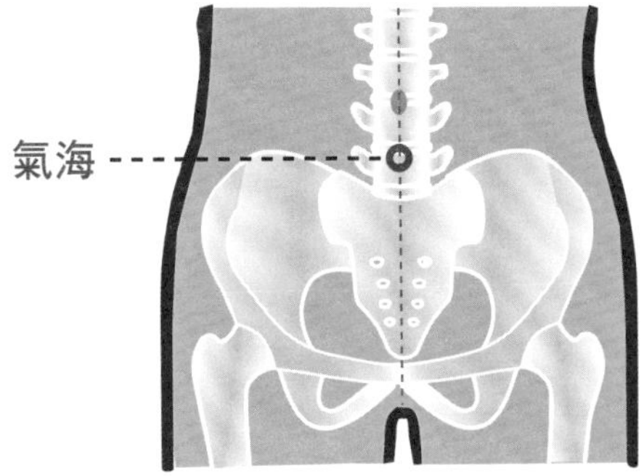

尋找方式

位於身體中心線、肚臍下方兩指幅的位置。

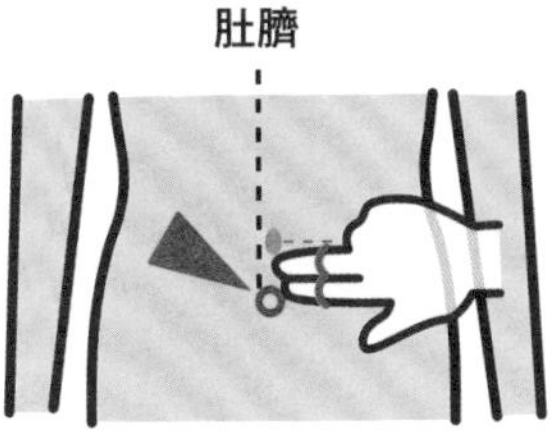

按壓方式

一邊吐氣，一邊以拇指朝背部深壓穴道 6～8 次，持續 5 秒後，吸氣，同時放鬆按壓力道。

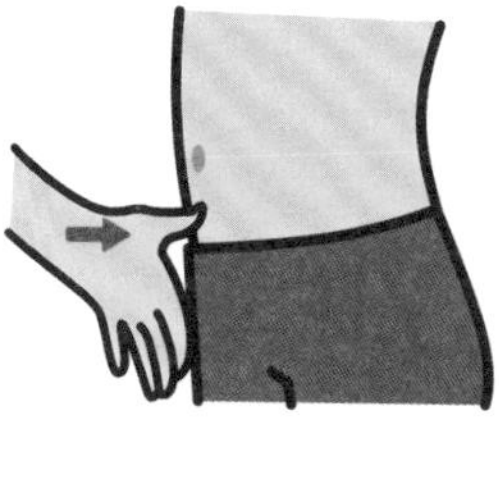

還有這種方法！

隔著內衣將暖暖包貼在氣海穴也有相同效果。不過溫度太高會適得其反，所以請在覺得有壓力的時候貼暖暖包，心情放鬆了就拿掉。

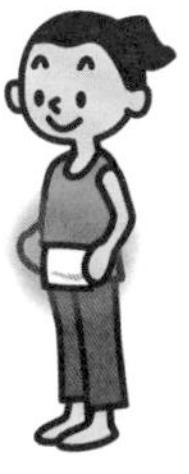

改善欲振乏力、憂鬱

大陵

手厥心包經

位於手腕內側，是改善心臟疾病的知名穴道。

其他效果

□心律不整
□心悸
□氣喘

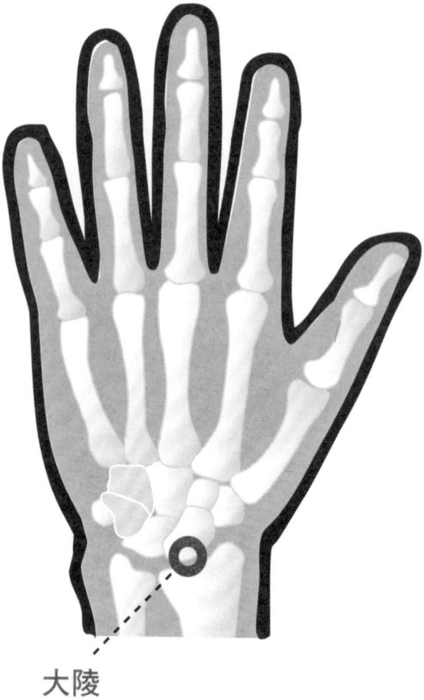

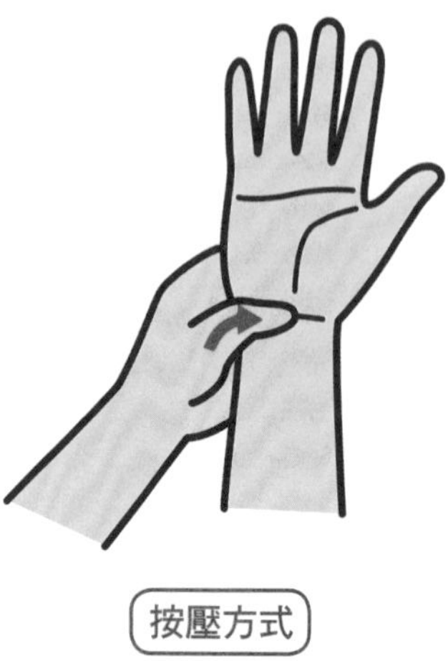

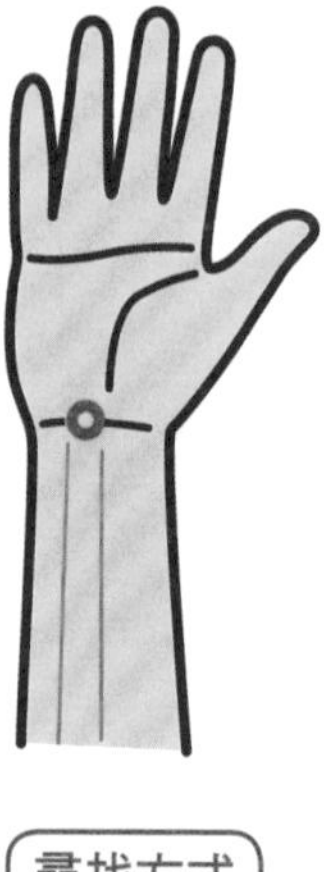

按壓方式

一邊吐氣，一邊以拇指朝手背緩緩按壓穴道 6～8 次，吸氣時放鬆按壓的力道。左右穴道都需按壓。

尋找方式

位於手腕內側最粗的橫紋正中央，兩條大肌腱之間的位置。

利用對應心臟的穴道提升精氣神與免疫力

若因為壓力而覺得煩燥時，可試著按壓穴道，讓副交感神經變得活躍。但如果覺得憂鬱，有氣無力，刺激交感神經反而比較有效，所以此時就要按壓對應心臟的穴道。「大陵」是能活化心臟機能，恢復精神與醒腦的穴道。「神門」也有提振精神的效果。由於這兩個穴道都是位在手部，方便按壓的穴道，建議大家養成平日按壓這些穴道的習慣，提升活力與免疫力，遠離疾病。

這個穴道也很有效果！

神門

手少陰心經

氣出入之門的意思，有穩定心神的效果。

其他效果
- □ 便祕
- □ 心律不整
- □ 心悸

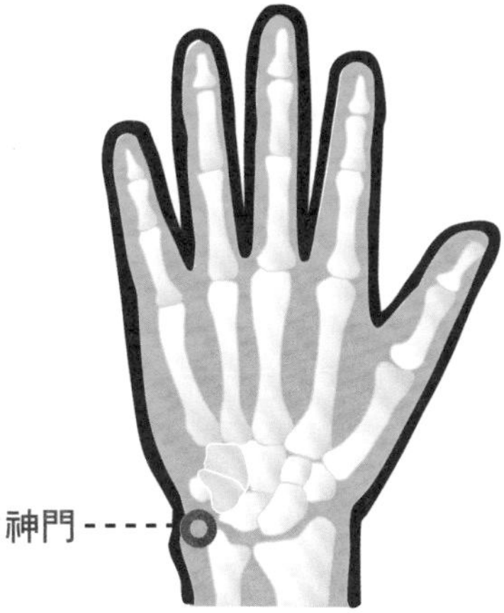

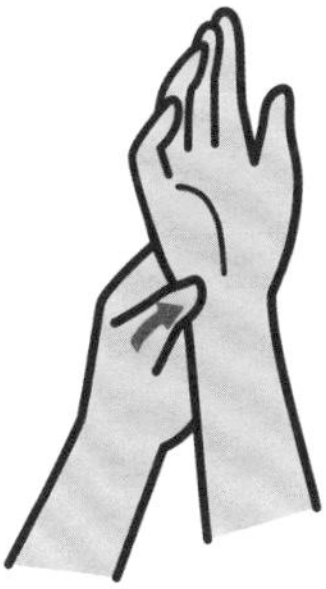

按壓方式

一邊吐氣，一邊朝手腕中心點以拇指按壓 6～8 次，吸氣時，放鬆按壓力道。

尋找方式

位於手腕內側，小指側的凹陷處。沿著小指的骨頭往掌心滑到手腕下方，無法繼續往前滑動的位置。

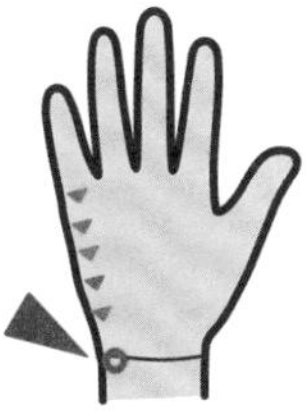

手腕的橫紋

穴道名稱由來 6
神門

俗語說「心由神明主掌」，而「神門」的「神」就是「心」的意思。東洋醫學認為，五臟（心、肺、脾、肝、腎）之一的心不只是心臟，也有精神的意思。「門」則是出入口之意，所以神門穴就是心與氣出入的經穴。

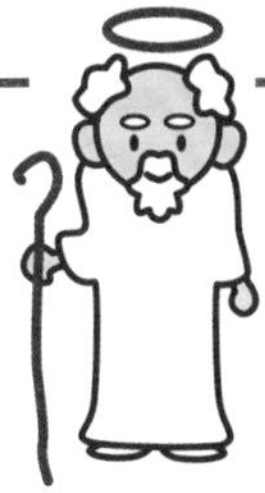

紓緩緊張

其他效果

- □ 頭痛
- □ 肩膀僵硬
- □ 失眠

風池

足少陽膽經

位於脖子後方類似池子的凹陷處，具有預防感冒的效果。

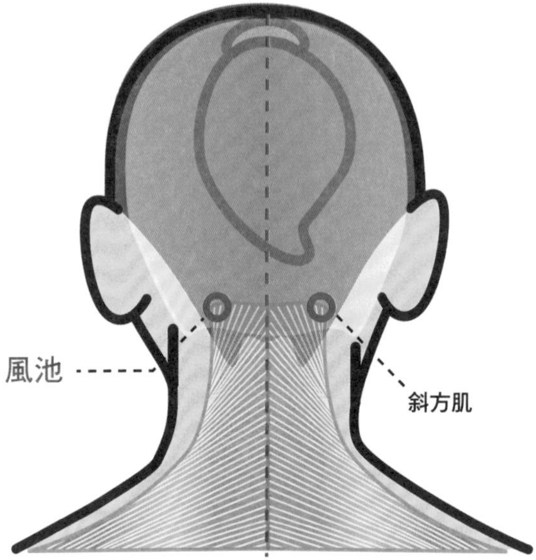

尋找方式

位於脖子後方髮際斜方肌這兩條大肌肉的外側凹陷處。

按壓方式

一邊吐氣，一邊以拇指從左右兩側的穴道往中間推，再往上按壓 6～8 次，吸氣時放鬆按壓力道。

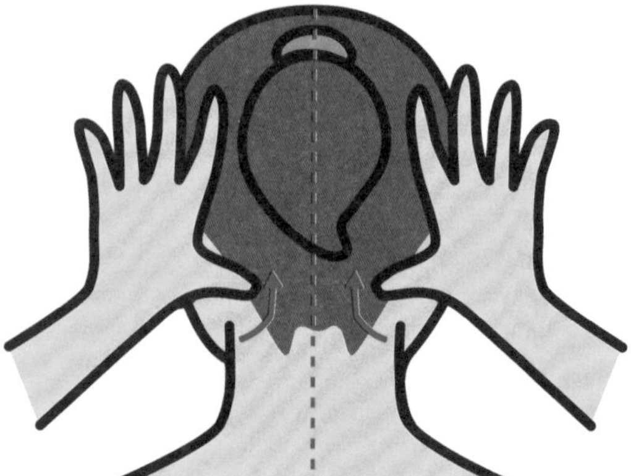

放緩呼吸的同時，放鬆全身的肌肉

因為壓力而心情緊張，身體的肌肉就會緊繃，而要放鬆心情，必須先放鬆全身的肌肉。此外，當我們陷入緊張，呼吸就會變得急促，所以按壓這個穴道的時候，請務必放緩呼吸，尤其要讓氣吐得又緩又長。

「風池」是能促進血液循環，放鬆肌肉與神經的穴道。「俠谿」則是能放鬆全身肌肉，讓身心放鬆的穴道。「內關」（P50）也能有效放鬆心情。

這個穴道也很有效果！

俠谿

足少陽膽經

位於腳背，具有調氣釋壓的效果。

其他效果
- □頭昏
- □耳鳴
- □暈車

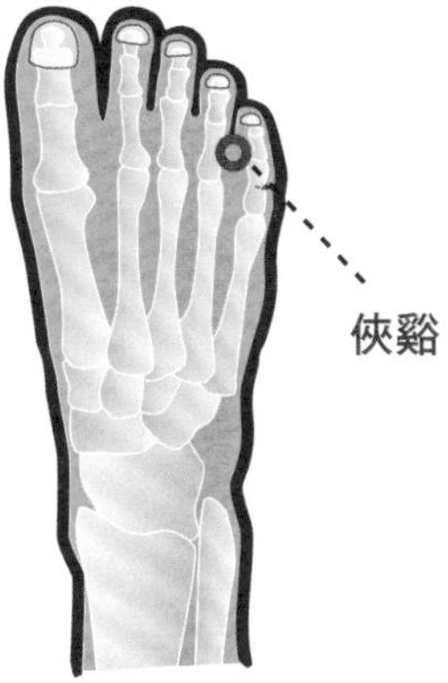

尋找方式

位於腳無名趾與腳小趾之間的位置。

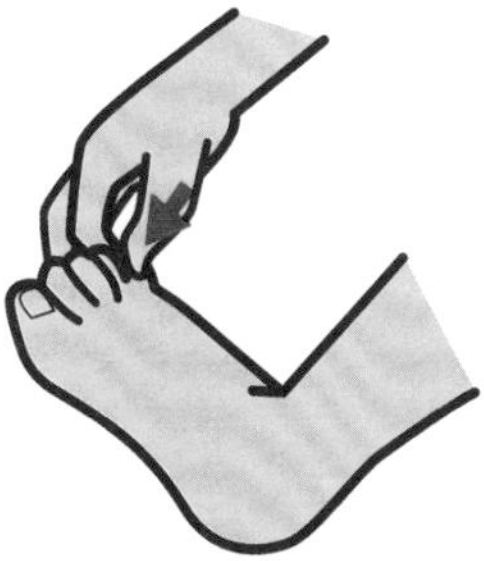

按壓方式

以食指撐住穴道背面的位置，再一邊吐氣，一邊朝腳底以拇指按壓穴道6～8次，吸氣時放鬆按壓力道。

福辻院長的穴道專欄 12

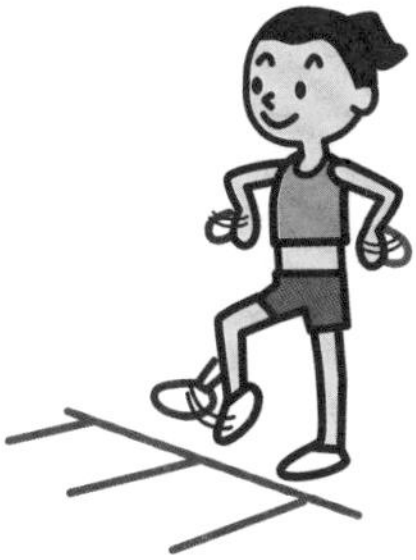

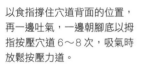

放鬆心情的關鍵在於「放鬆肌肉」

現代人很常緊張，身體總是莫名用力。即使我跟患者說：「來，放鬆。」大部分的人都無法真的放鬆。愈是懂得放鬆身體的人愈是健康。一流的運動選手也會在正式上場之前放鬆，等到關鍵時刻再讓力量爆發。田徑選手在起跑之前，不是很常甩手甩腳，放鬆身體嗎？如果是平常就很緊繃的人，不妨模仿這類動作，試著放鬆自己的身體。學會放鬆，有助於提升免疫力，也能提升工作與學習的效率。

【平復煩燥】

太敦

足厥陰肝經

穩定氣的流動與心情。
位於腳拇趾根附近。

其他效果
□眼睛疲勞
□失眠
□頻尿

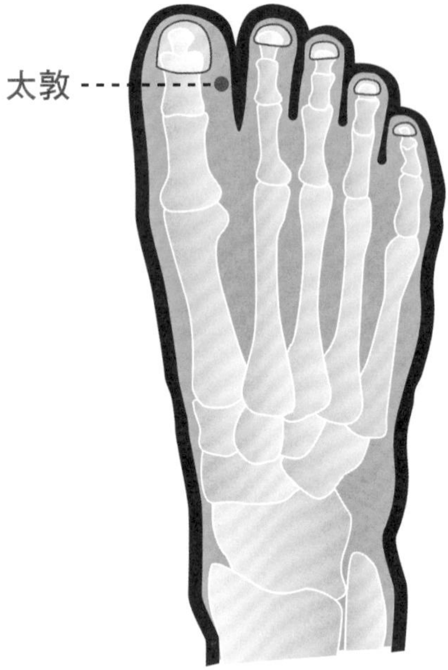

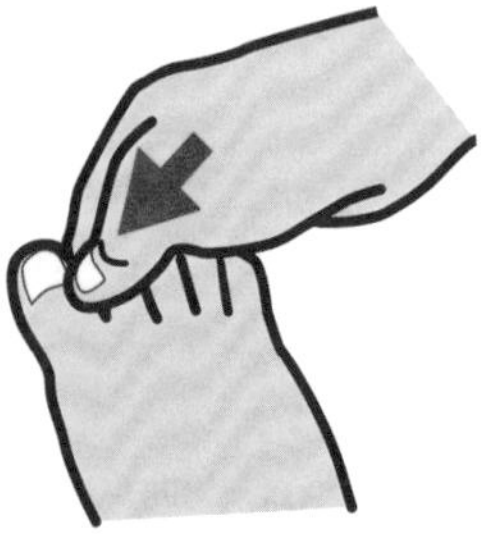

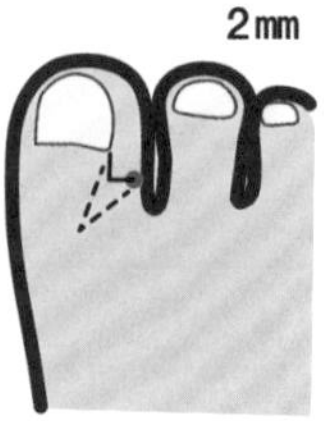

按壓方式

一邊吐氣，一邊朝腳趾中心點以拇指按壓 6～8 次，吸氣時放鬆按壓的力道。左右穴道都需按壓。

尋找方式

位於腳拇趾指甲下緣內側右下角 2 公釐處。

調理肝臟機能，平撫煩燥情緒

當情況不如預期，感到煩悶不安時，自律神經會跟著失調，身體也會出現頭痛、肩膀僵硬、失眠與其他不適的症狀。

東洋醫學認為，肝臟疲勞會造成煩燥，而煩燥又會造成肝臟負擔，讓身體陷入惡性循環。「太敦」與「中封」都是能調理肝臟機能的穴道。腹式呼吸能讓心情放鬆，中封穴也能調整呼吸器官的機能。

這個穴道也很有效果！

中封

足厥陰肝經

位於內側腳踝，可讓氣的流動更順暢，抑制下腹部疼痛。

其他效果

□ 腰痛
□ 腳關節痛
□ 憂鬱

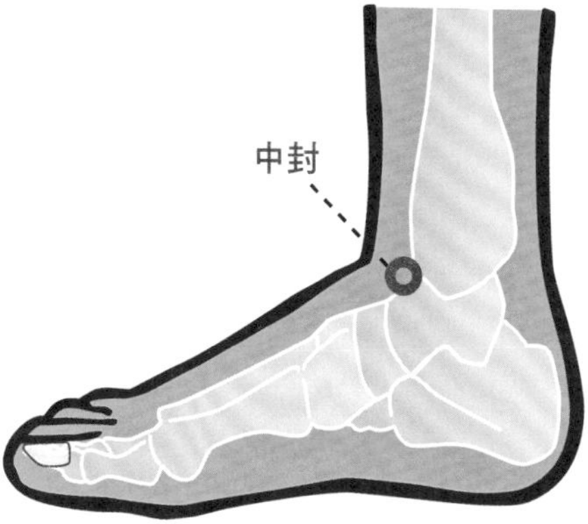

尋找方式

從內側腳踝往腳拇趾方向移動一指幅的位置。將腳踝往腳背方向提起，稍微凹陷的位置。

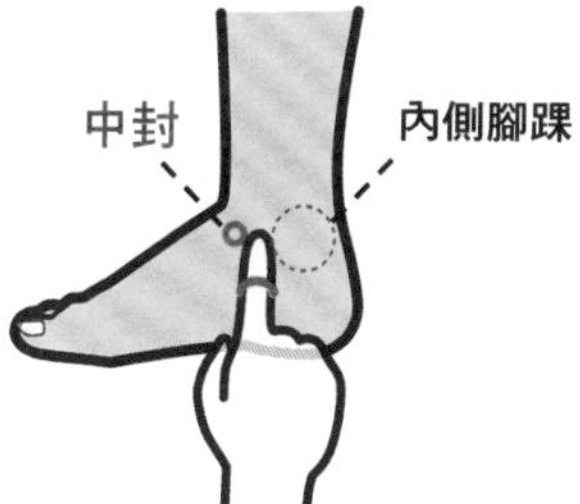

按壓方式

一邊緩緩吐氣，一邊朝腳部中心點以拇指按壓6～8次，吸氣時放鬆按壓的力道。左右穴道都需按壓。

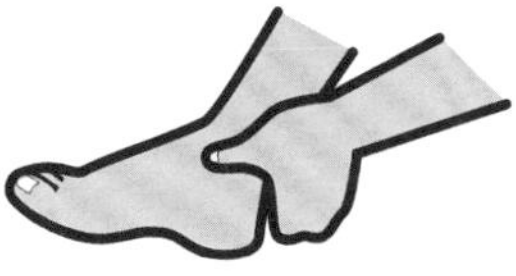

還有這種方法！

如果覺得自己平常就很煩燥，可利用透氣膠帶在中封穴貼顆米粒，持續刺激這個穴道，調整肝臟機能，撫平煩燥情緒。

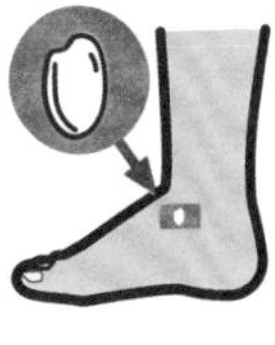

【提升專注力】

其他效果
□頭昏
□頭痛
□花粉症

關衝

手少陽三焦經

——位於食指的邊緣，是氣出入的重要穴道。——

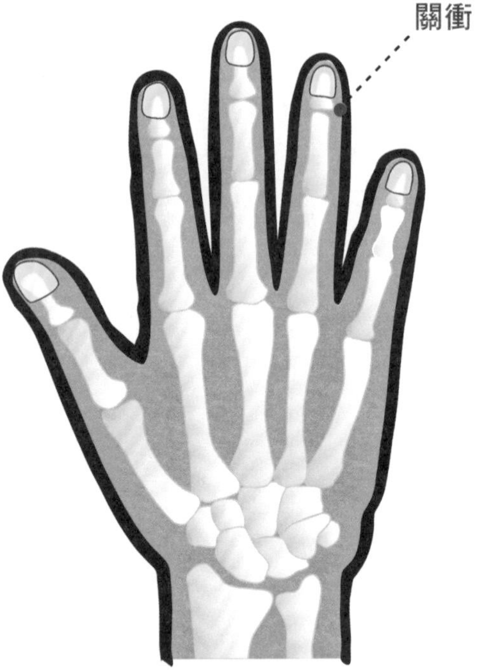

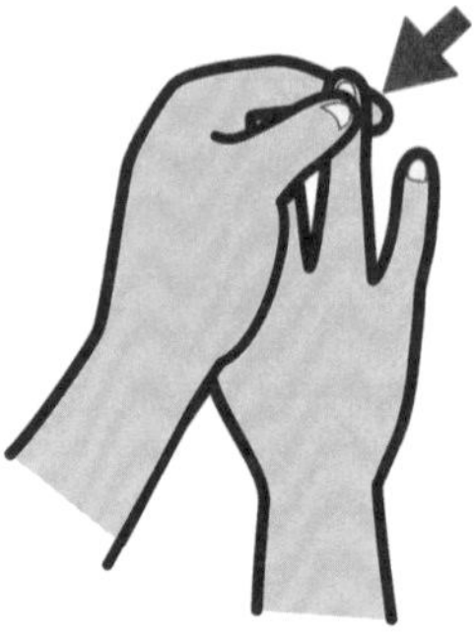

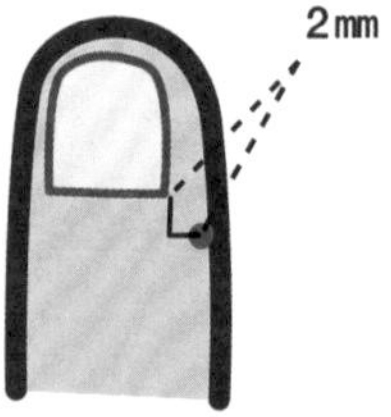

按壓方式

一邊吐氣，一邊朝手指中心點以拇指用力按壓穴道 6～8 次，吸氣時放鬆按壓的力道。左右穴道都需按壓。

尋找方式

位於食指指甲下緣的右下角 2 公釐處。

活化交感神經，提升專注力的穴道

我們能否專注與自律神經息息相關，而交感神經與副交感神經保持協調也非常重要。精神散漫，無法專注工作或讀書時，可試著按壓穴道，活化交感神經。

「關衝」可讓自律神經恢復平衡，讓心情感到愉悅；「角孫」則可促進頭部血液循環與提升專注力。一般認為，人類最多只能專注九十分鐘，所以在這九十分鐘之內，安排十分鐘的休息時間也是提升專注力的祕訣。

這個穴道也很有效果！

角孫

手少陽三焦經

側頭部，耳朵最上緣的位置。能有效治療眼睛、牙齒與耳朵的症狀。

其他效果
□ 頭痛
□ 掉髮
□ 耳鳴

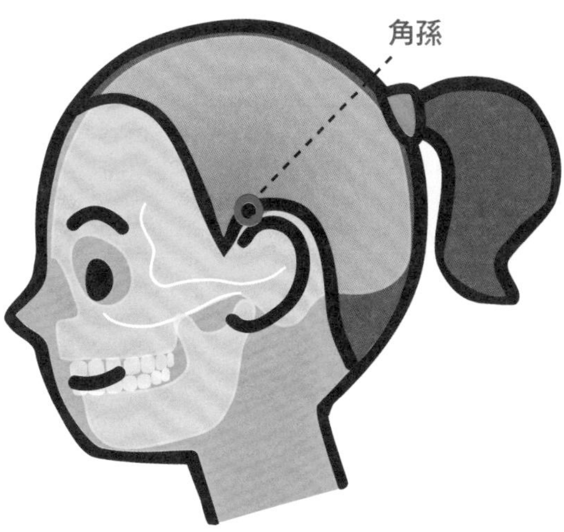

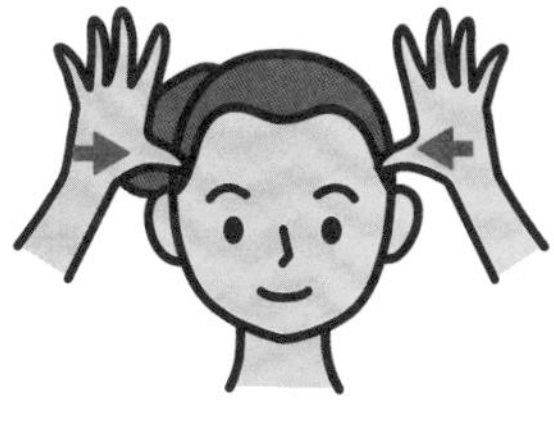

按壓方式

一邊吐氣，一邊朝頭部中心點以拇指按壓左右兩側的穴道 6～8 次，吸氣時放鬆按壓的力道。

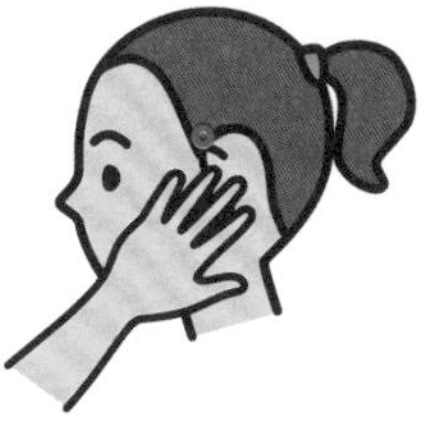

尋找方式

將耳垂往內側，耳朵上緣抵住側頭部的正上方，就是這個穴道的位置。

還有這種方法！

如果工作或讀書時，遲遲無法進入狀況的話，可在休息的空檔以鉛筆或原子筆較鈍的那端按壓角孫穴。單點刺激能快速提升專注力。

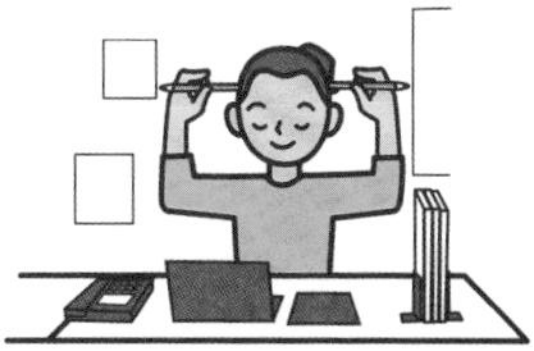

改善失眠

其他效果

□頭痛
□頭昏
□耳鳴

完骨

足少陽膽經

位於耳朵後側的乳突下方，可治療各種症狀。

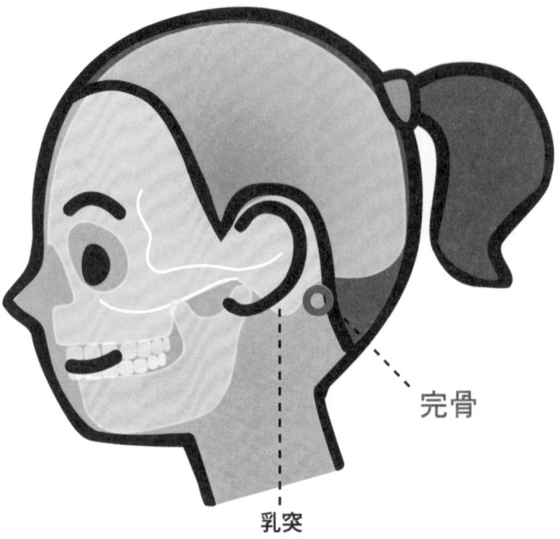

尋找方式

先找到耳朵後面突出的骨頭（乳突）的下方，再往後找到凹陷處。

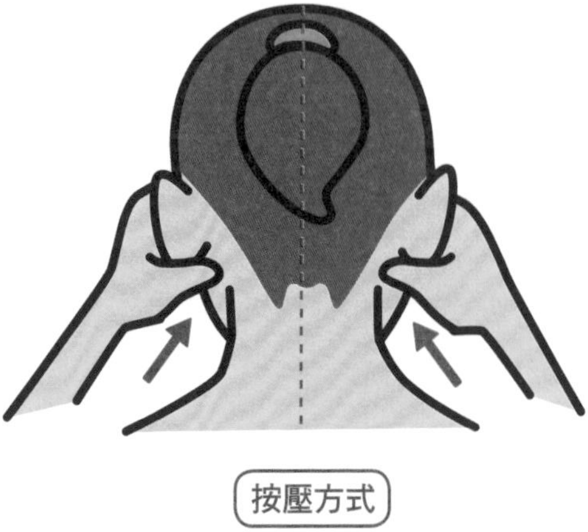

按壓方式

一邊吐氣，一邊以拇指按壓左右穴道 6～8 次，吸氣時放鬆按壓的力道。

放鬆全身的肌肉，引人墜入夢鄉

失眠常是壓力、憂鬱、生活習慣不佳、年老這些因素所引起。不懂得如何放鬆的現代人就連睡覺時，也不知道該如何放鬆，導致睡得很淺，一不小心就會醒過來。睡眠品質不好的人可試著按壓穴道，放鬆全身的肌肉。

「完骨」可放鬆脖子到肩膀的肌肉，讓我們陷入夢境。與睡眠極為相關的肝經穴道「期門」可讓我們放鬆全身的肌肉、陷入熟睡。此外，睡前喝酒會有反效果。酒精雖然能讓我們暫時睡著，卻也會讓我們睡得太淺，所以千萬別在睡前喝酒。

這個穴道也很有效果！

期門

足厥陰肝經

位於肋骨下緣，是氣血繞行經脈一圈後，最後要經過的關口。

其他效果
- □消化不良
- □下痢
- □氣喘

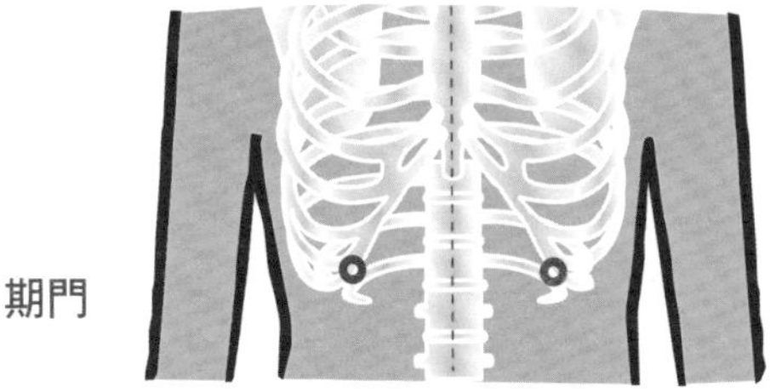

按壓方式

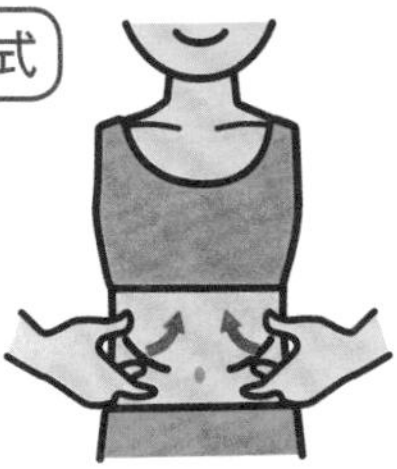

一邊吐氣，一邊像是要包住肋骨般，緩緩地以中指將左右兩側的穴道往上抬6～8次。吸氣時放鬆按壓的力道。

尋找方式

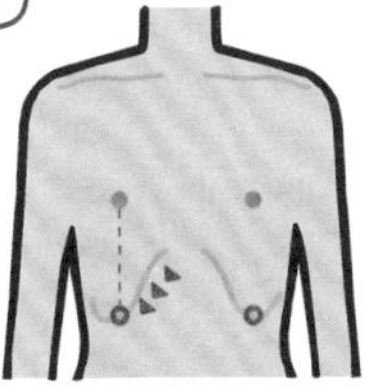

從心窩沿著第九肋骨（最下方的肋骨）滑行到與乳頭連成垂直線的位置。

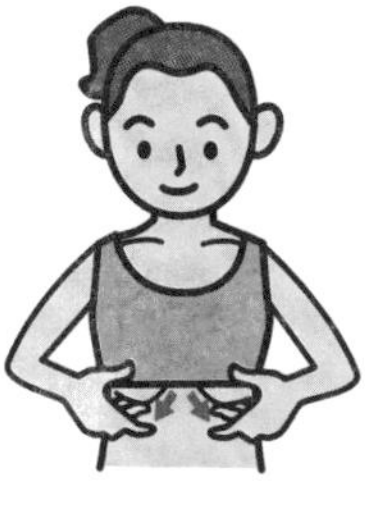

福辻院長的穴道專欄 13

舒眠心窩按摩

許多因壓力而失眠的患者的腹部都很緊繃，腹部緊繃代表身體沒辦法放鬆。此時可如圖所示，以中指從心窩沿著肋骨往側腹緩緩按壓，放鬆腹部肌肉，緩解緊張情緒，應該就能睡個好覺了。

改善倦怠

公孫

足太陰脾經

位於腳拇指偏下的外側，有改善胃部機能與止痛的效果。

其他效果
□胃痛
□腹脹
□白髮

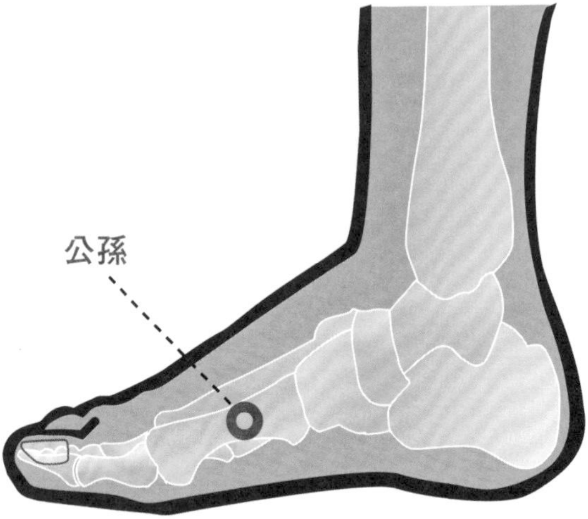

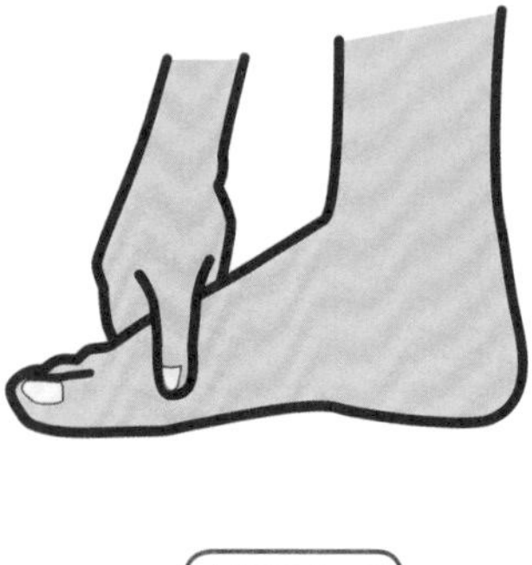

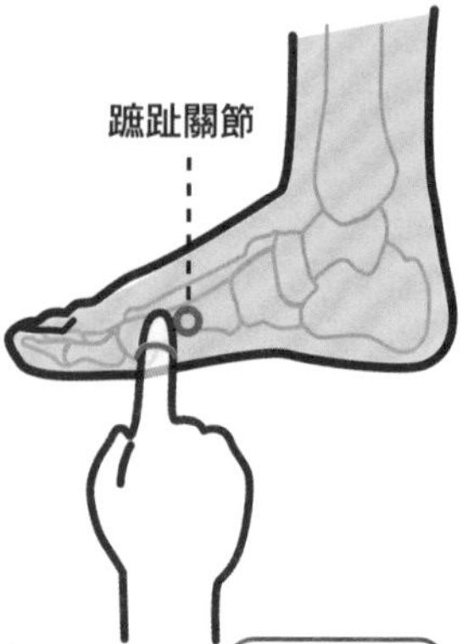

按壓方式

一邊緩緩吐氣，一邊往腳部中心點以拇指按壓６～８次，吸氣時放鬆按壓的力道。左右穴道都需按壓。

尋找方式

距離腳拇趾根部的大關節（蹠趾關節）後緣往腳踝移動一指幅的位置，差不多是腳背與腳底的交界處。

身心都在發出求救訊號？

倦怠感是通知我們身心都該休息一下的警訊，此時應該好好休息一下，消除全身的疲勞。如果長期處於倦怠的狀態，有可能腦神經已經發炎或是出現了某些內臟疾病。如若坐視不理，很有可能會惡化成嚴重的疾病，所以請趁早治療。

東洋醫學認為，脾臟與肝臟的機能衰退會導致身體疲倦，而「公孫」可調理脾臟機能，消除全身疲勞，「漏谷」這個位於脾經的穴道也能有效消除疲勞，治療便祕的效果也非常明顯。

這個穴道也很有效果！

漏谷

足太陰脾經

位於脛骨內側，有利尿效果，能排出多餘水分。

其他效果
- □漏尿
- □便秘
- □消化不良

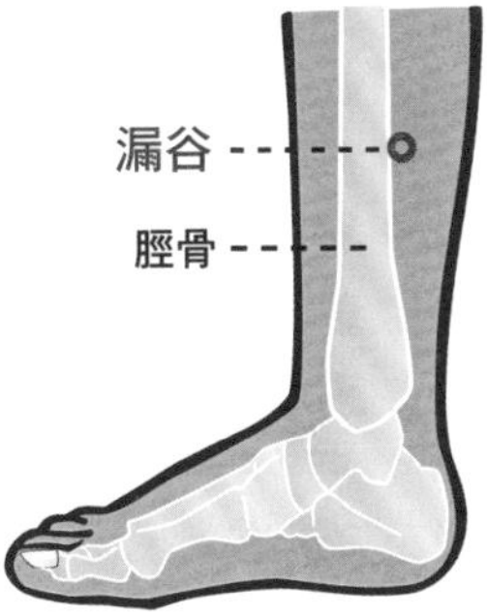

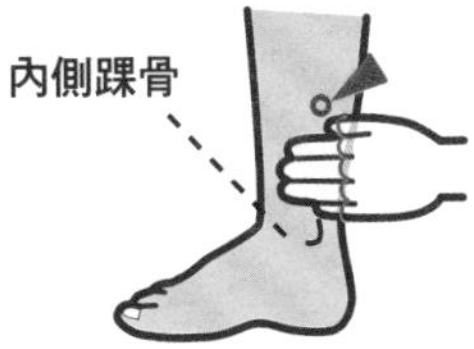

尋找方式

從內側踝骨上緣往上移動五指幅的脛骨間隙。

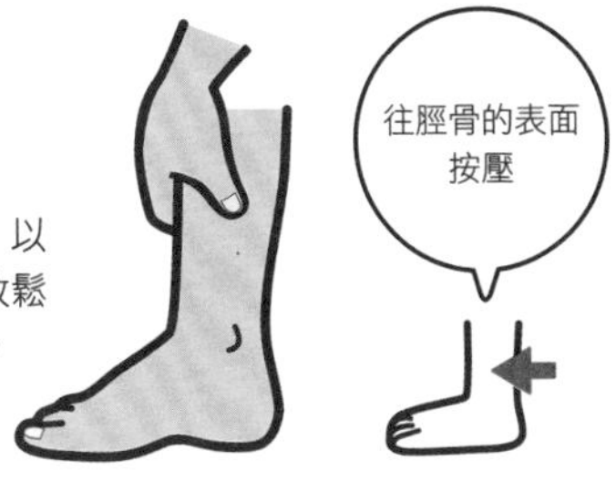

按壓方式

一邊吐氣，一邊像是包住脛骨般，以拇指按壓穴道 6～8 次，吸氣時放鬆按壓的力道。左右穴道都需按壓。

穴道名稱由來 7
公孫、漏谷

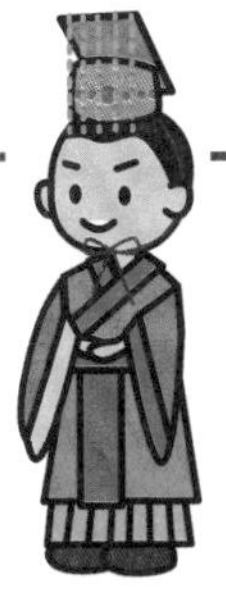

古代的貴族之子稱為公子，其孫稱為公孫。「公孫穴」位於脾經分岔之處，也是黃帝的本姓。從這個淵源不難得知，這是一個非常重要的穴道。

「漏谷」的「漏」有滲漏之意，所以這個穴道能幫助我們排尿。「谷」為山勢低矮之處，而這個穴道就位於脛骨與腓骨之間，故因此得知。

ASUKA針炙治療院
患者最頭痛的症狀
前**5**名

第3名 減重

用拳頭敲打在意的部分，排出囤積的老舊廢物

或許大家覺得不可思議，但其實有許多患者是為了減重來到我的診所，不過大部分都是稍胖的患者，不是超級肥胖的患者，甚至有模特兒是為了明天的攝影工作來到診所，還特別告訴我：「醫師，請在明天之前讓我的腳變瘦。」雖然每個人適合的治療方式都不同，但大致上可在變瘦的穴道施針，促進新陳代謝與搓揉、拍打想變瘦的部分。

使用專門的木槌拍打肌肉，或是揉開緊繃的肌肉，都能促進血液循環，排出老舊廢物，所以大家不妨試著用拳頭敲敲想瘦的部分吧。

雖然降低糖質與脂肪的攝取就能變瘦，但如果很難達成，就在吃飯時多咀嚼幾下。肥胖者通常吃得很急，充分咀嚼則可刺激飽食中樞，促進唾液分泌，唾液裡的消化酶也能快速分解脂肪。

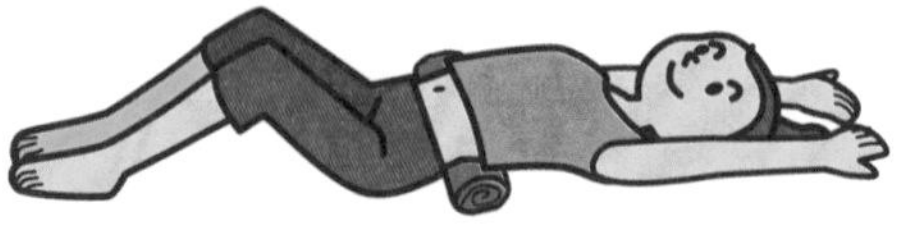

試著實踐P32～33介紹的「整體枕伸展操」。先躺在整體枕上面3～5分鐘，再屈起膝蓋。

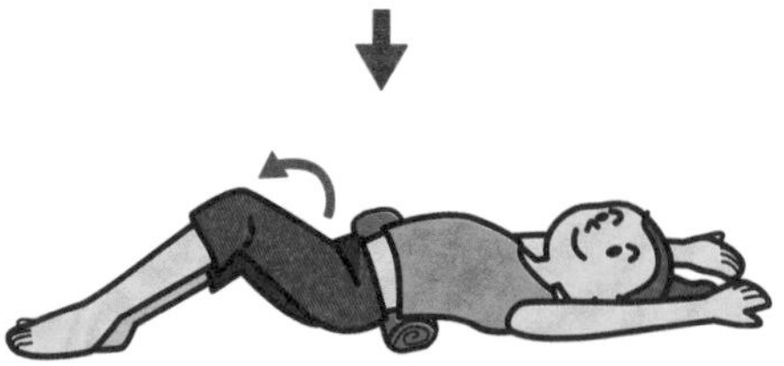

盡量讓膝蓋往右側倒，沒有貼地也沒關係。反側也以相同的方式進行，請左右各做十次。整體枕伸展操搭配扭腰的動作，可以瘦腰，也能改善腰痛。

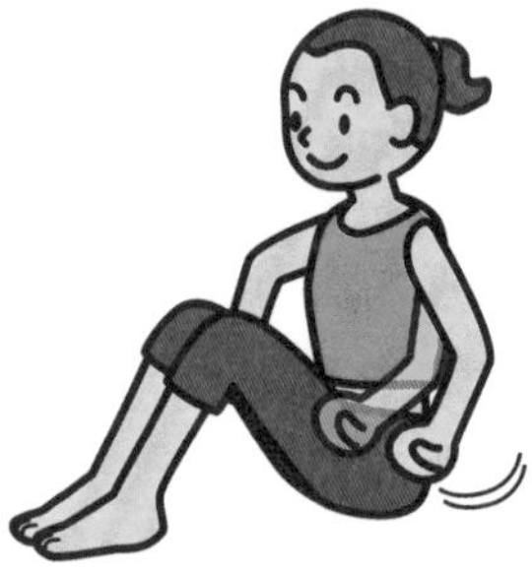

平時可以用拳頭敲打想瘦的部位，改善血液循環，加速老舊廢物排出，就能打造易瘦體質。

第4章 緩解工作壓力的穴道

每天被工作追得喘不過氣的你，是不是忽略了身體不適的微小警訊？接下來要為工作滿檔的你介紹不可不知的穴道！

◎

- □ 精神渙散↓頭維
- □ 食慾不振↓不容
- □ 自律神經失調↓少衝
- □ 心悸、氣喘↓郄門
- □ 白頭髮、禿頭↓健腦
- □ 不舉↓僕參

改善精神渙散

頭維

足陽明胃經

位於額頭髮際之處，可通暢經絡與清熱。

其他效果
□頭痛
□胃痛
□眼睛疲勞

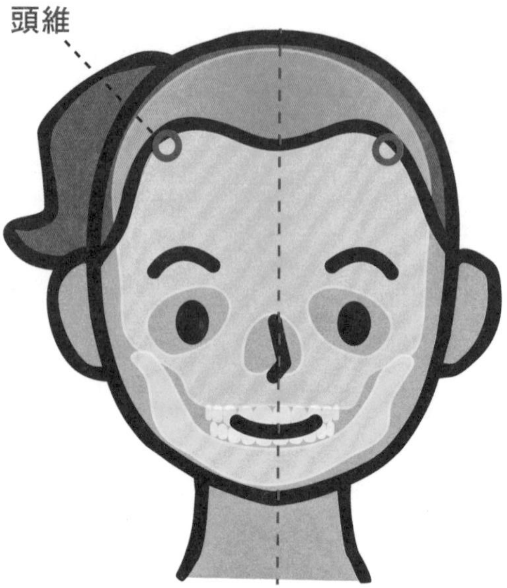

尋找方式

位於額頭外側的髮際。

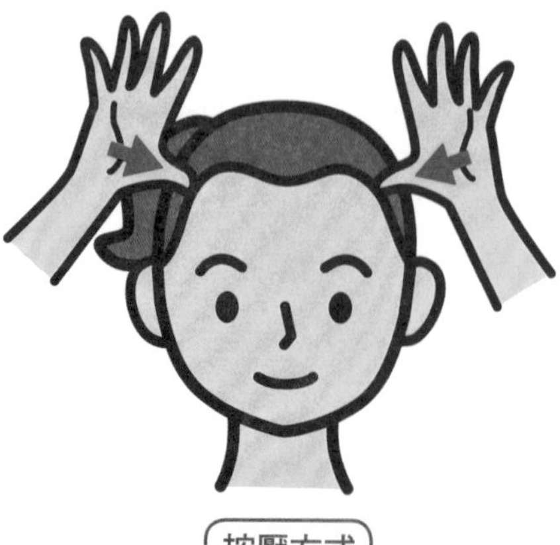

按壓方式

一邊吐氣，用雙手的拇指往頭部中心點用力按壓左右穴道 6～8 次，吸氣時放鬆按壓的力道。

改善大腦血液循環，讓思緒更加清明

大家有沒有過覺得頭重重的，但又不到頭痛，並且思緒很混亂的經驗？其實這是因為大腦疲勞與血液循環不良所導致，讓我們一起按壓穴道，改善大腦血液循環，重整思緒吧。

「頭維」可改善眼睛與耳朵過於操勞造成的大腦疲勞，「百會」可促進大腦血液循環，提升專注力，而且還能治療頭痛與起立性低血壓，是能有效對付各種頭部症狀的萬能穴道。覺得思緒紊亂的時候，還可以按壓「天柱」（P37）、「啞門」（P48）、「風池」（P98）這些穴道，都有不錯的效果。

這個穴道也很有效果！

百會

督脈

位於頭頂的重要穴道，可理順全身的氣，讓身體變得輕鬆。

其他效果

- □頭昏
- □耳鳴
- □掉髮

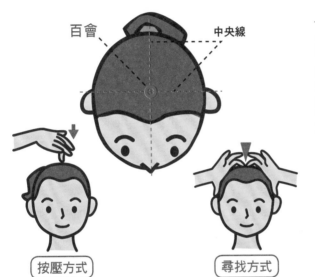

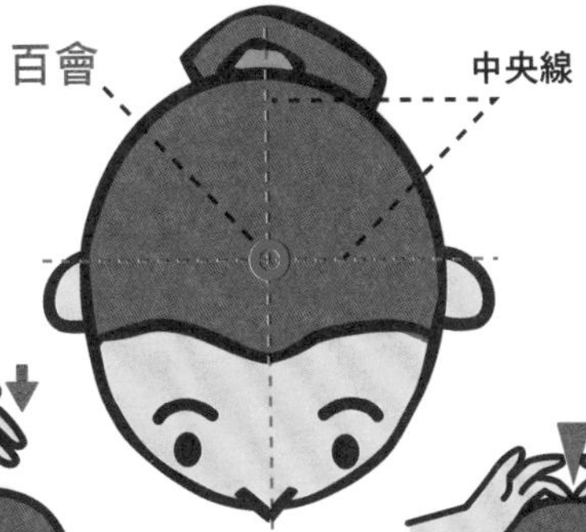

一邊緩緩吐氣，一邊以中指垂直往頭部中心點按壓6～8次，吸氣時放鬆按壓的力道。頭蓋骨很紮實，所以稍微用力按到隱隱作痛也沒問題。

頭部的中央線（從鼻子往頭部垂直延伸的線）與左右耳朵上緣連成的線的交叉之處。將拇指靠在耳朵上緣，再讓左右手的中指往頭頂延伸，中指重疊之處就是百會穴。

福辻院長的穴道專欄 14

若有「頭熱足寒」的症狀，最推薦泡足湯

所謂的頭熱足寒，是指腳部虛寒，血液卻衝到頭部的症狀，此時可試著泡足湯，讓腳部變得溫暖。利用水桶蓄一桶稍熱的熱水，然後泡腳泡十分鐘，讓腳部變得暖和，整個人也會覺得清爽，途中若覺得水涼了，可再加點熱水。泡足湯還可以順便改變手腳冰冷的毛病。

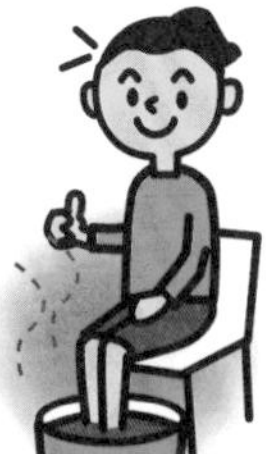

改善食慾不振

不容

足陽明胃經

在心窩偏下的位置，能強健胃部機能，緩解想吐的感覺。

其他效果
□胃痛
□暴飲暴食
□打嗝

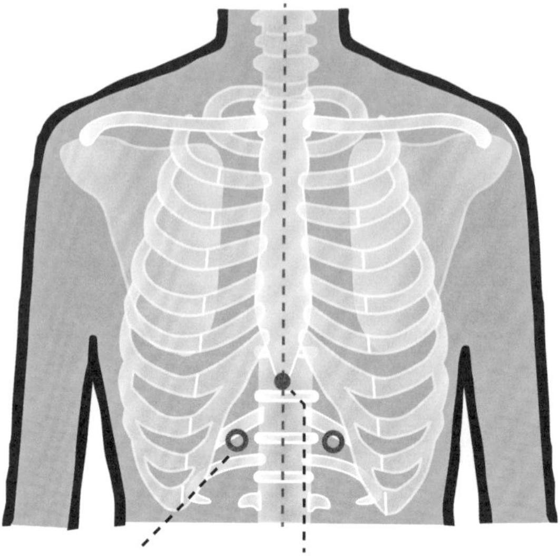

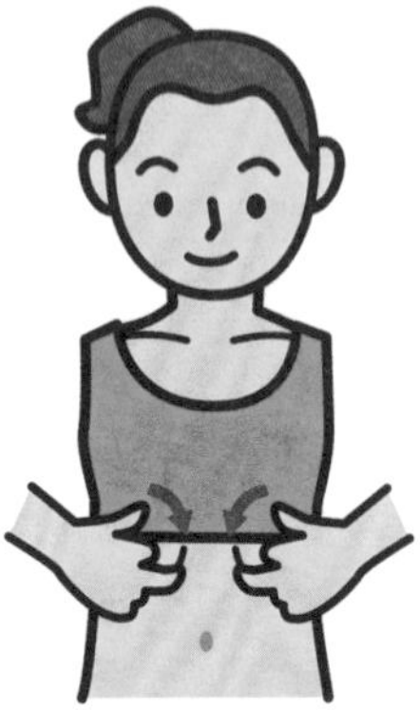

按壓方式

一邊吐氣，一邊以中指往背後垂直按壓左右兩側的穴道 6～8 次，吸氣時放鬆按壓的力道。

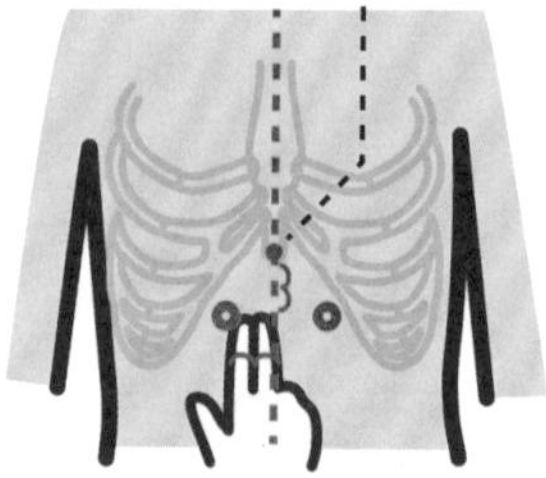

尋找方式

從心窩往下方移動兩指幅，再往左右兩側移動兩指幅。

檢視生活習慣，消除身心疲勞

食慾不振常是因為消化器官疲勞與心理壓力造成，所以想改善這個症狀，要先重新檢視生活習慣，例如養成早睡早起的習慣，或是在固定的時間吃三餐。透過適度的運動消耗熱量與轉換心情，食慾自然而然就會湧現。

「不容」可治療胃酸過多、胃痛或其他胃部症狀，是非常有效的穴道。「內外膝眼」則是調整消化器官機能的穴道。假設症狀遲遲未得到改善，體重也持續下滑的話，有可能是潛藏著某種疾病，最好先去醫院接受診療。

這個穴道也很有效果！

內外膝眼

奇穴、足陽明胃經

膝蓋骨周邊的穴道。可溫熱經絡，抑制腫痛。

其他效果

□ 膝蓋痛
□ 類風濕性關節炎
□ 腰痛

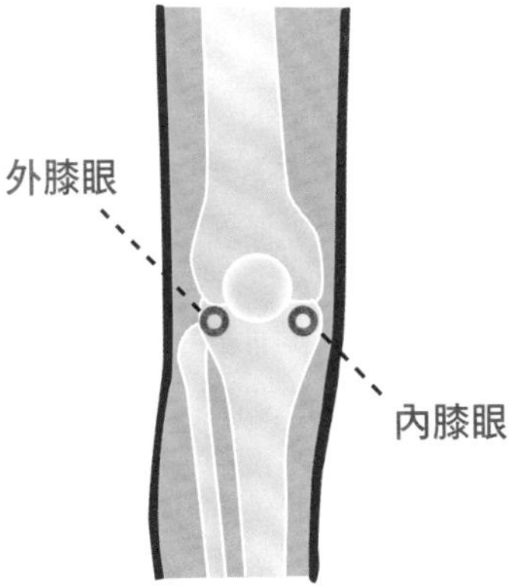

尋找方式

位於膝蓋骨正下方左右兩側的凹陷處。內側為內膝眼，外側為外膝眼。

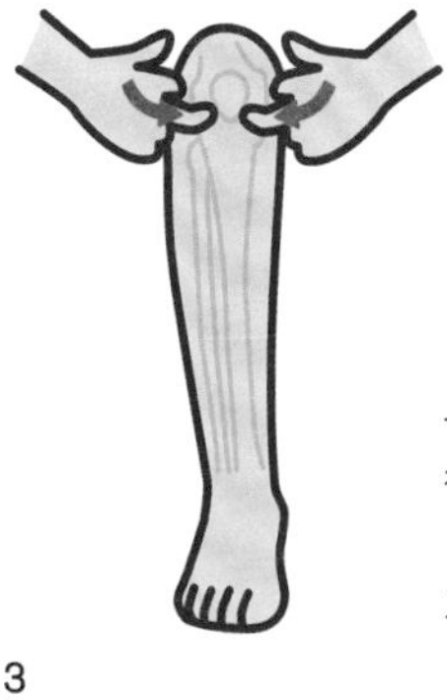

按壓方式

一邊吐氣，一邊以兩手的中指往膝蓋中心點用力按壓穴道6～8次，吸氣時放鬆按壓的力道。左右穴道都需按壓。

還有這種方法！

坐在椅子上，再一邊按壓內外膝眼，一邊將腳抬起來，讓腳往前後方向晃動。如此一來可更直接刺激穴道，效果也將更加顯著。

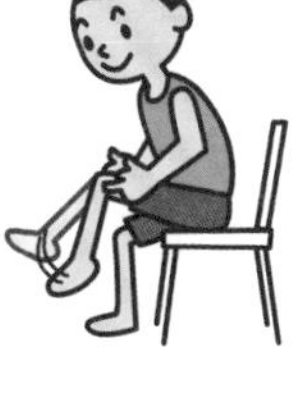

改善自律神經失調

少衝

足陽明胃經

位於小指的骨縫。是氣溢出的位置，也是井穴之一。

其他效果
□心臟病
□焦慮症
□失眠

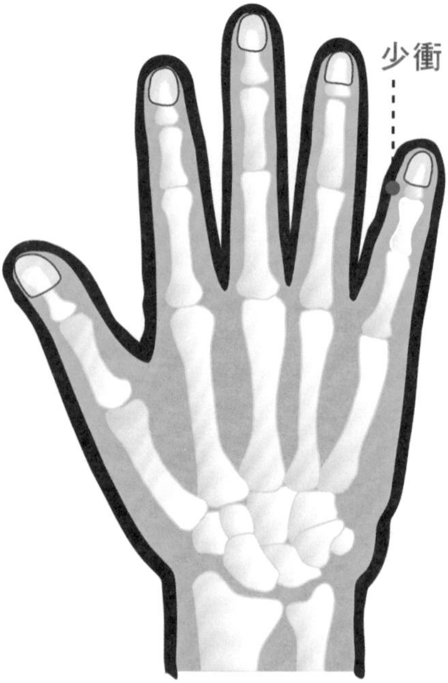

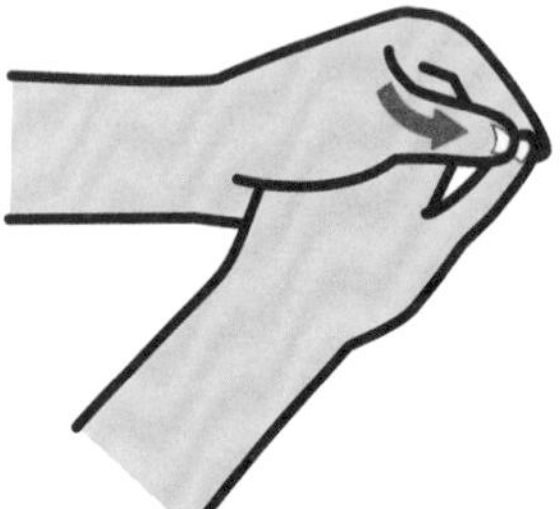

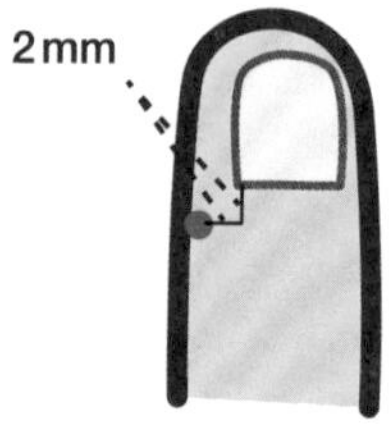

按壓方式

一邊吐氣，一邊朝指頭中心點以拇指按壓 6～8 次，吸氣時放鬆按壓的力道。左右穴道都需按壓。

尋找方式

位於小指指甲根部左下角 2 公釐的位置。

自律神經失調，身心就會不適

自律神經掌管許多人類無法控制的生理活動，例如心臟的跳動或消化食物，一旦自律神經失調，就會出現頭痛、便祕、下痢、失眠、憂鬱以及其他不適症狀。如果身體檢查沒有異常，卻一直出現上述症狀的話，很有可能就是罹患了自律神經失調症。此時請先恢復生活的規律，也盡量減輕生活的壓力。

「少衝」可消除壓力，讓身心放鬆，「石門」則可讓荷爾蒙正常分泌。

這個穴道也很有效果！

石門 任脈

位於肚臍偏下的位置，能有效治療腫瘤。

其他效果
- □經期不順
- □不孕
- □消化不良

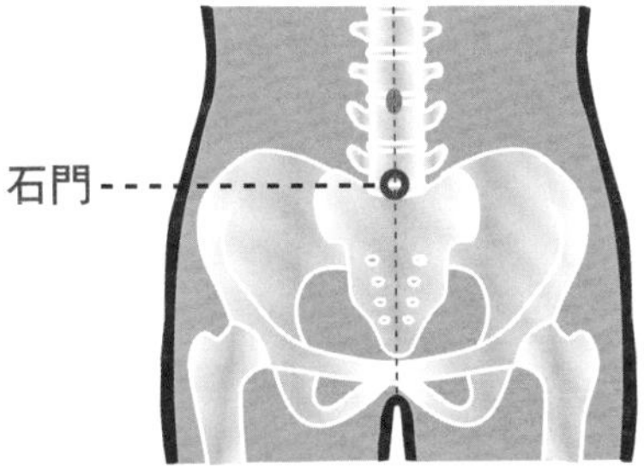

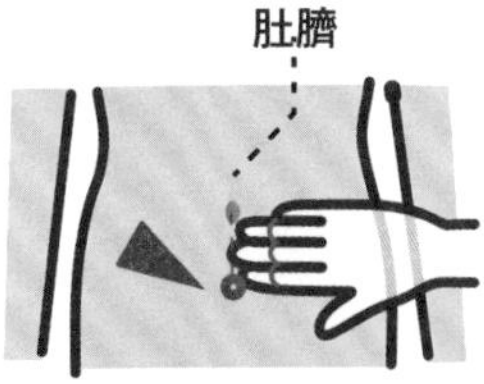

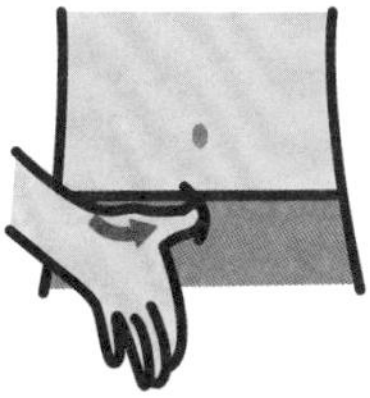

按壓方式

一邊吐氣，一邊以拇指朝背後垂直按壓6～8次，吸氣時放鬆按壓的力道。

尋找方式

先找到身體的中央線，再移動至肚臍下方三指幅的位置。

福辻院長的穴道專欄 15

找到適合自己的放鬆方式

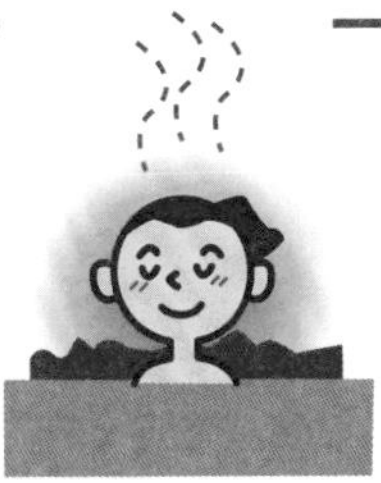

自律神經失調症有各式各樣的表徵，很難單憑一個穴道全面治療，但這次介紹了能放鬆身心的穴道。壓力往往是疾病的源頭，所以請務必找到適合自己的放鬆方式，例如聽聽音樂或是適度運動，減輕生活壓力。

改善心悸、氣喘

郄門

手厥陰心包經

位於手臂，在肌肉與骨頭之間的縫隙，相當於氣血的出入口。

其他效果

□煩燥
□手臂神經痛
□想吐

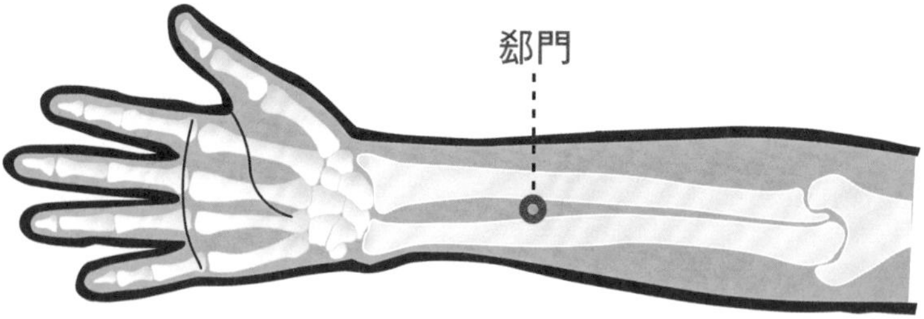

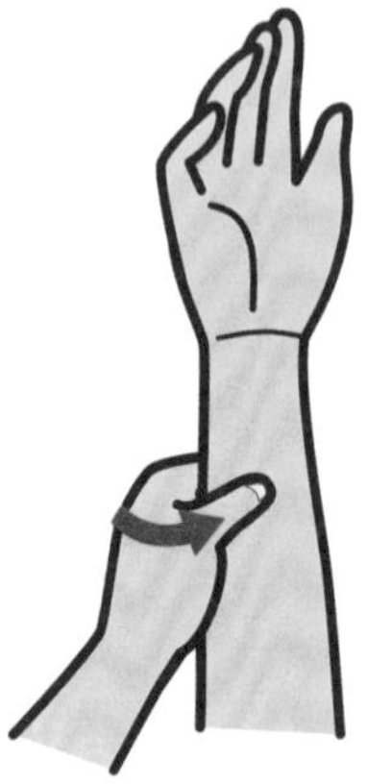

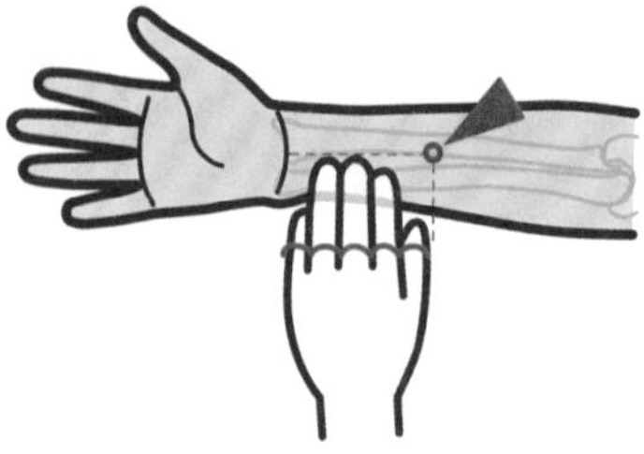

按壓方式

一邊吐氣，一邊以拇指垂直按壓穴道 6～8 次，吸氣時放鬆按壓的力道。左右穴道都需按壓。

尋找方式

從手腕內側的橫紋往手肘方向移動五指幅後，在手臂的正中央。

這是對應心臟的穴道，能紓緩胸悶的不適感

爬上長長的樓梯，任誰都會喘不過氣、心臟狂跳吧？但如果過了幾分鐘都還很喘，心跳無法恢復的話，代表心臟很弱。如果覺得心悸，可先暫停活動，按壓穴道保健一下。

「郄門」是治療心臟病的特效穴道，覺得胸悶時，請持續按壓這個穴道。心臟不好的人也務必養成平日按壓這個穴道的習慣。

「少海」可紓緩通往心臟的神經。如果胸悶這類症狀一直不見好轉，有可能是心絞痛或其他心臟疾病，建議早點到醫院接受診斷。

這個穴道也很有效果！

少海

手少陰心經

位於手肘的穴道。海有氣血匯聚之處的意思。

其他效果
- □手肘痛
- □頭昏
- □憂鬱

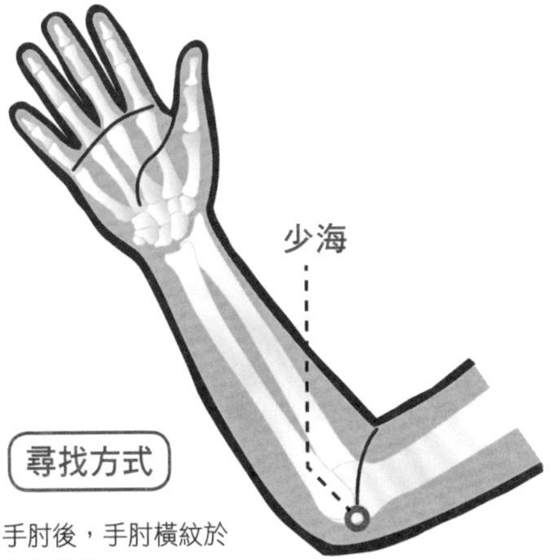

尋找方式

彎曲手肘後，手肘橫紋於小指側的終點。

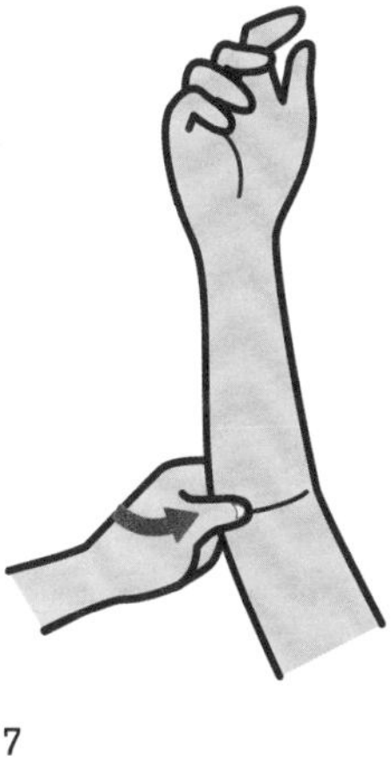

按壓方式

輕輕彎起手肘後，一邊吐氣，一邊朝手臂中心點以拇指按壓6～8次，吸氣時放鬆按壓的力道。左右穴道都需按壓。

還有這種方法！

試著利用透氣膠帶在少海穴貼米粒，貼一整天也沒問題。市售的磁力項圈有時效果太強，不見得適合每個人，使用時務必注意自己的狀況。

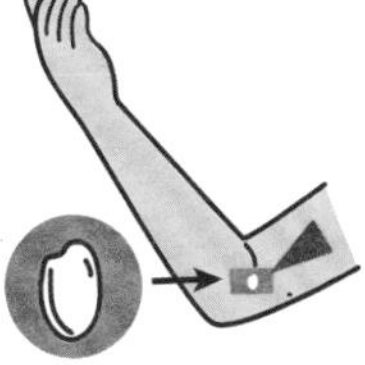

改善白頭髮、禿頭

健腦

奇穴

位於脖子與頭蓋骨之間的左右兩側，可有效改善頭部血液循環。

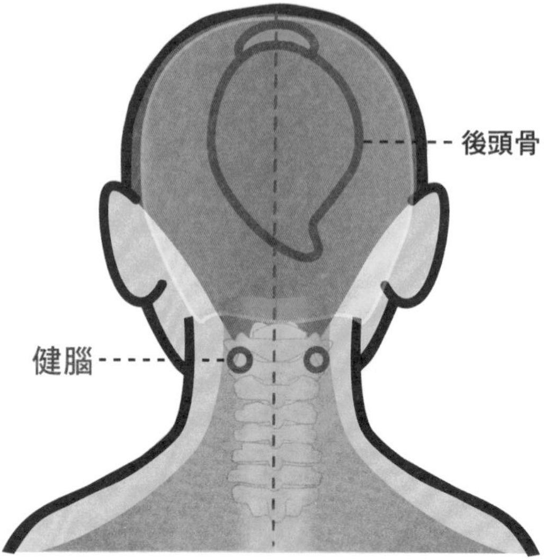

其他效果

□肩膀僵硬
□提升注意力
□認知障礙症

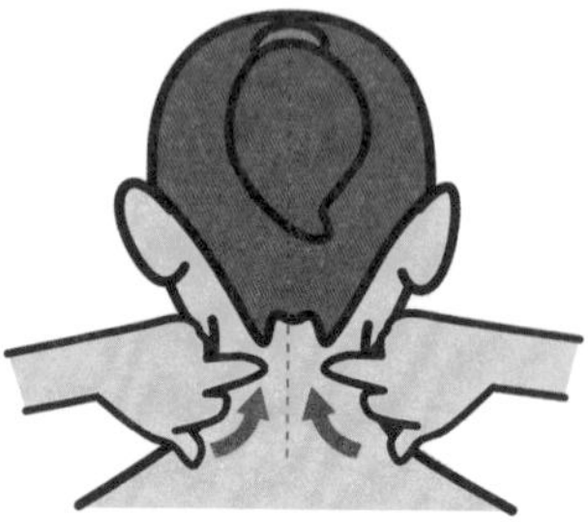

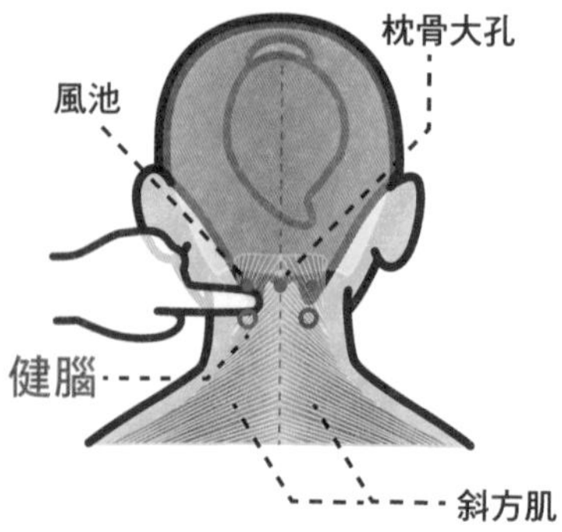

按壓方式

一邊吐氣，一邊以雙手的中指往頭部中心點往上按壓左右穴道6～8次，吸氣時放鬆按壓的力道。

尋找方式

位於後頭骨下緣（髮際）的中央有一處稱為「枕骨大孔」的凹陷處，從這個凹陷處往左右移動兩指幅，就是風池穴（P98）的位置。從風池穴往下一指幅就是健腦穴的位置。

改善頭皮血液循環，將營養輸往頭髮

會 長白頭髮、掉髮的主要原因除了年紀、遺傳、自律神經失調、荷爾蒙分泌失調之外，東洋醫學認為頭部的血液循環不良是最大的問題，所以白頭髮與禿頭都能利用相同的穴道治療。

「健腦」的周圍有頸椎的動脈經過，刺激這個穴道可讓大腦的血液循環變好，還能將營養輸往頭髮，預防頭髮變白與禿頭。顧名思義，這個穴道可讓大腦變得強健，提升專注力、預防痴呆。「後頂」可改善頭皮的血液循環，促進代謝，解決頭髮的各種煩惱。

這個穴道也很有效果！

後頂

督脈

可全面治療頭部各種症狀，因為位於頭頂後側，故得此名。

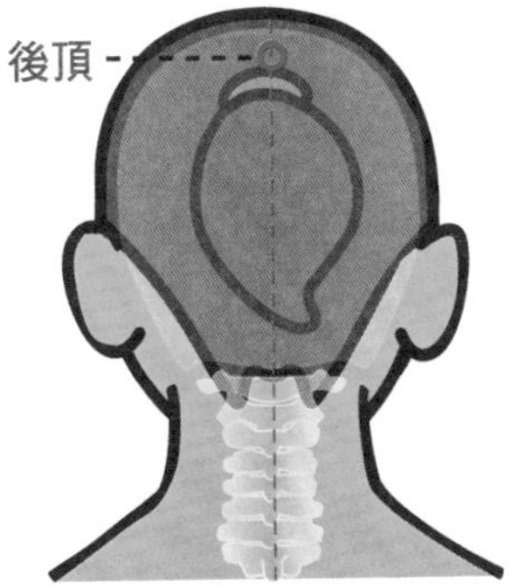

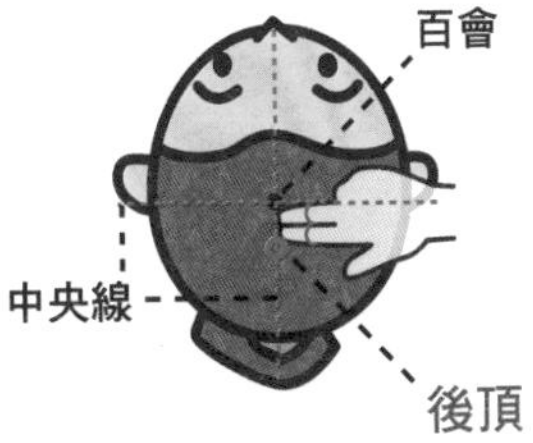

其他效果

- □頭痛
- □頭昏
- □不眠

尋找方式

先找到百會穴（P36），也就是位於頭部中央線（鼻子往頭部垂直延伸的線）與左右耳朵上緣連線的交會處，再往後腦杓的方向往下移動兩指幅。

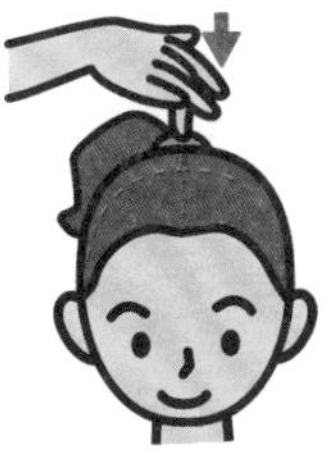

按壓方式

一邊吐氣，一邊以中指往頭部中心用力按壓 6～8 次，吸氣時放鬆按壓的力道。

福辻院長的穴道專欄 16

輕敲穴道，促進血液循環

如果遇到有白頭髮或禿頭的患者，我會試著在頭部施針或熱灸，但其實有個方法可讓患者自行緩解症狀，那就是輕敲頭部的穴道。以五根手指頭的指腹規律地輕拍頭部，就能有效促進頭部的血液循環。拍一分鐘就有效果，建議大家養成每天輕拍頭部的習慣。

改善不舉

其他效果

□不孕
□經期不順
□腳關節扭傷

僕參

足太陽膀胱經

位於外側踝骨斜下方的位置，具有紓展肌肉的效果。

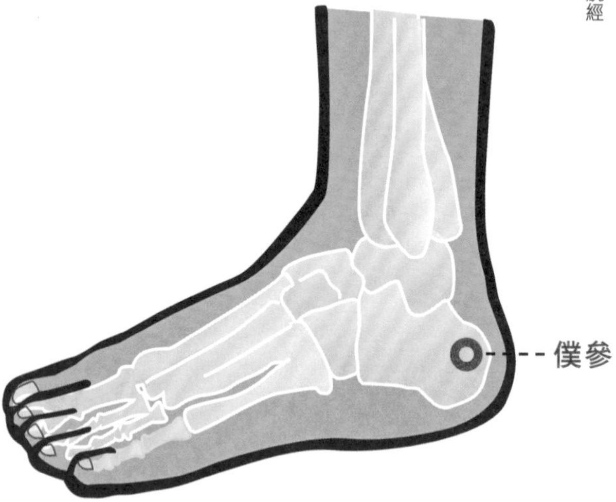

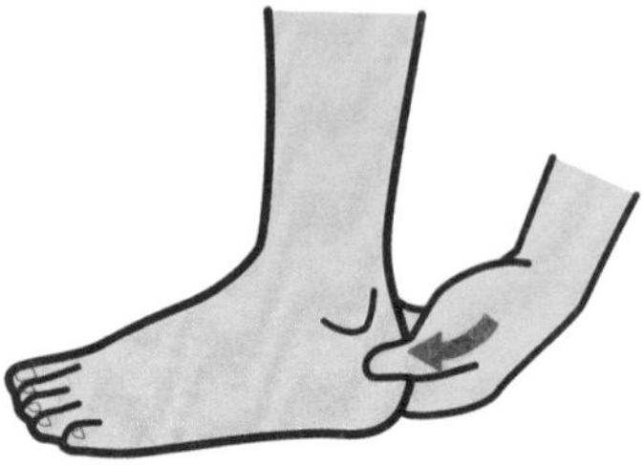

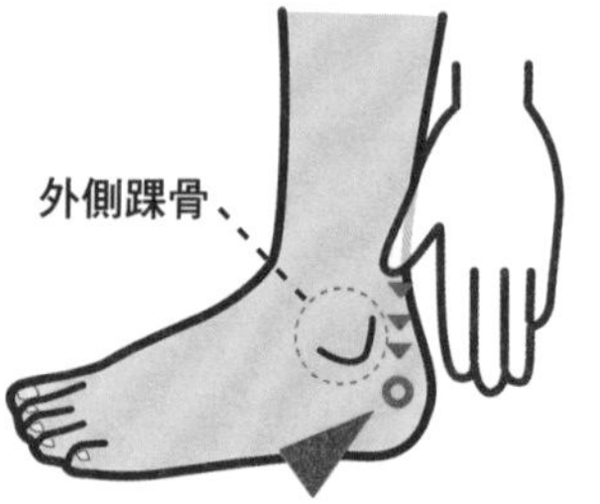

按壓方式

一邊吐氣，一邊以拇指朝腳中心點按壓穴道 6～8 次，吸氣時放鬆按壓的力道。左右穴道都需按壓。

尋找方式

位於外側踝骨與腳跟的凹陷處。從小腿肚沿著阿基里斯腱往下滑，直到無法繼續往前滑的腳跟附近，就是這個穴道的位置。

顧好腎臟就能解決不舉的困惱

不舉通常是糖尿病、心臟病、高血壓這類生活習慣病造成，偶爾也會因為老化、壓力、精神方面的困擾而造成，此時除了服藥，也可接受心理諮商。東洋醫學認為，腎臟機能衰退也是不舉的原因之一。「僕參」能有效整治睪丸、子宮等生殖器官的症狀，「水泉」則可恢復腎臟機能，改善不舉症狀。也可搭配其他如太溪（P131）或腎俞（P148）的穴道按壓。

這個穴道也很有效果！

水泉

足少陰腎經

位於內側踝骨下方，有促進血液循環，調整經期的效果。

其他效果

□水腫
□經期不順
□失眠

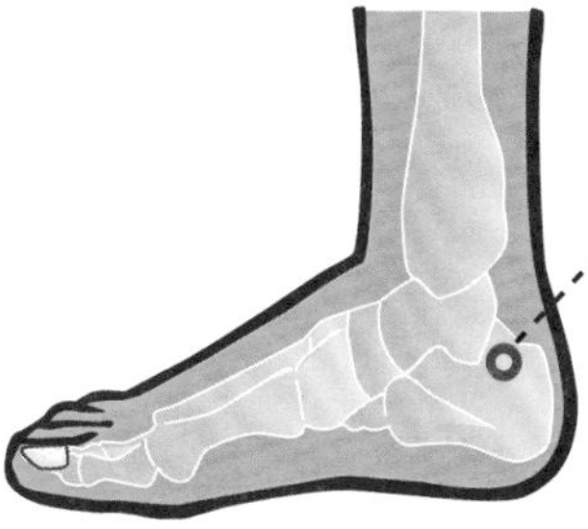

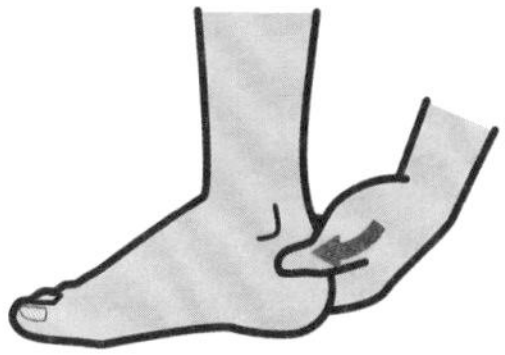

按壓方式

一邊吐氣，一邊以拇指朝腳中心點按壓穴道6～8次，吸氣時放鬆按壓的力道。左右穴道都需按壓。

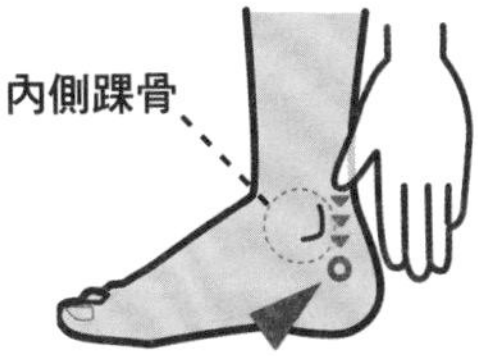

尋找方式

位於內側踝骨與腳跟之間的凹陷處。從小腿肚沿著阿基里斯腱往腳跟的方向滑，直到滑不動的位置就是這個穴道。

穴道名稱由來 8

水泉

水泉」能緩解體內的「水」的相關症狀。腎經有許多與水有關係的穴道，而這個位於腎臟的水泉穴也有湧水的意象以及調理腎臟功能的效果，舉凡水腫、頻尿、膀胱炎這類泌尿器官的症狀，或是頭髮乾燥、白頭髮、禿頭的問題，都能有效緩解。

ASUKA針炙治療院
患者最頭痛的症狀
前5名

第4名 膝蓋痛

利用伸展操鍛練支撐膝蓋的大腿肌肉

有膝蓋痛問題的患者絕大多數是五十幾、六十幾歲的女性。膝蓋是由大腿肌肉支撐，但女性的肌力通常低於男性，所以大腿肌肉的肌力也會隨著年紀慢慢衰退，導致膝蓋的負擔愈來愈重。軟骨磨損、體重過重也是原因之一。若是持續惡化，有可能會演變成久治不癒的變形性關節炎。

我的診所有許多年長的女性患者在治好膝蓋痛的毛病之後，活動範圍也隨之拓展，腳步變輕鬆的她們顯得十分開心。大致的治療方式是在膝蓋的穴道施針，再按摩大腿肌肉，讓肌肉恢復彈性與平衡。

如果想自行照顧膝蓋，可按壓陰包穴、膝關穴（P80～81），也記得養成做伸展操的習慣，鍛練大腿的肌肉。

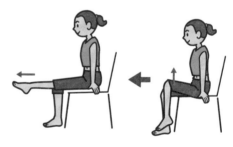

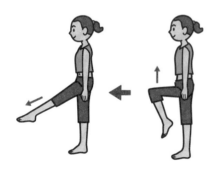

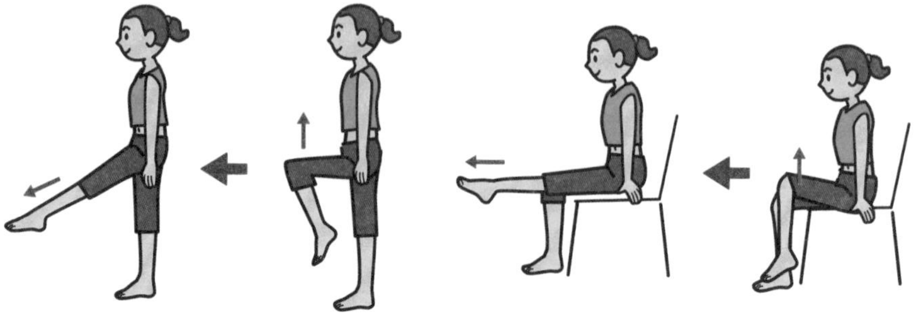

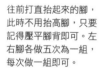

坐在椅子上，挺直背部，再微微抬起單腳的大腿。

讓抬起的那隻腳往前打直與壓平腳背。左右腳各做五次為一組，每次做一組即可。

試著以站姿執行剛剛的步驟。第一步先彎曲膝蓋，抬起大腿。

往前打直抬起來的腳，此時不用抬高腳，只要記得壓平腳背即可。左右腳各做五次為一組，每次做一組即可。

第5章

解決婦科問題的穴道

接著要介紹解決生理痛、更年期障礙這類婦科疾病的穴道。按壓這些穴道，平衡荷爾蒙分泌，讓每天都過得神采奕奕吧！

◎

- □ 生理痛、經期不順↓曲骨
- □ 更年期障礙↓血海
- □ 經前症候群↓三陰交
- □ 貧血↓關元
- □ 便祕↓支溝
- □ 手腳冰冷↓衝門
- □ 不孕↓至陰

緩解生理痛、經期不順

曲骨

任脈

位於恥骨下方彎曲之處，能緩解泌尿器官與生殖器官的症狀。

其他效果
□頻尿
□不舉
□胃炎

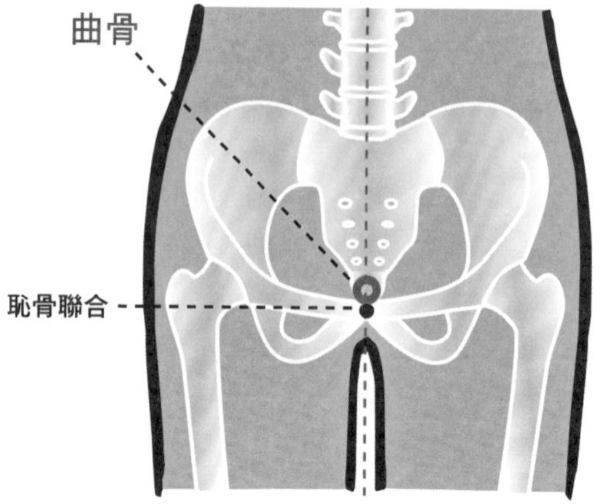

尋找方式

位於身體中央線、下腹部恥骨聯合的正上方。

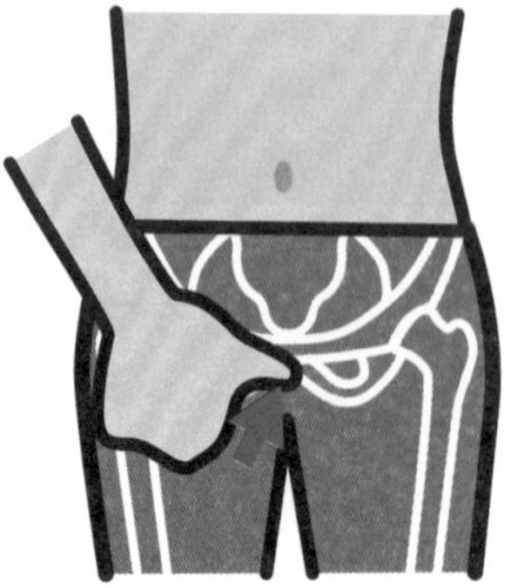

按壓方式

一邊吐氣，一邊以拇指朝背部垂直按壓穴道 6～8 次，吸氣時放鬆按壓的力道。

讓下半身暖和，促進骨盆內部的血液循環

生理痛、經期不順這類婦科疾病的主因在於體質虛寒與血液循環不良，要想解決這類問題，首先要讓身體熱起來，尤其別讓下半身受寒。月經是女性的健康指標，若是有這類問題千萬別坐視不理，要趁早治療。止痛藥只能緩解一時的不適，是治標不治本的方法，所以最好只在痛到不行的時候吃。

「曲骨」可促進骨盆內部的血液循環，改善生殖器官、泌尿器官的各種症狀。「府舍」可改善下半身虛寒的問題，讓難熬的生理痛得以紓緩。

這個穴道也很有效果！

府舍

足太陰脾經

位於鼠蹊部上方，具有通暢氣行，緩解疼痛的功效。

其他效果

- □便秘
- □下痢
- □腹痛

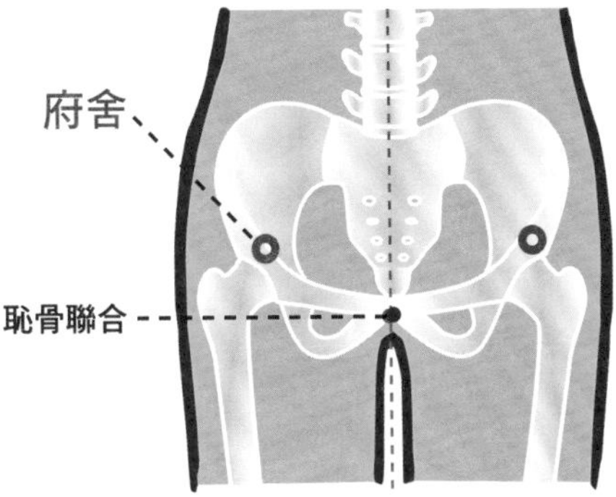

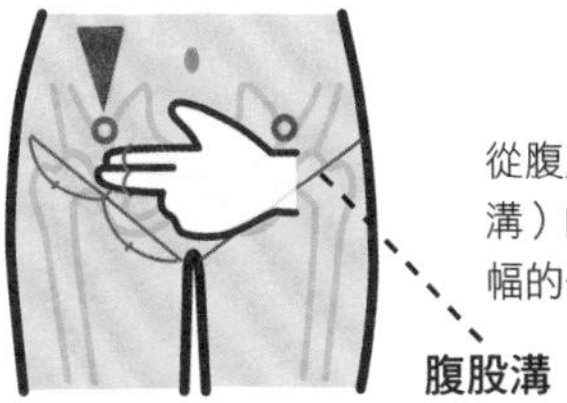

尋找方式

從腹股溝（鼠蹊部的V型凹溝）的中心點往上移動兩指幅的位置。

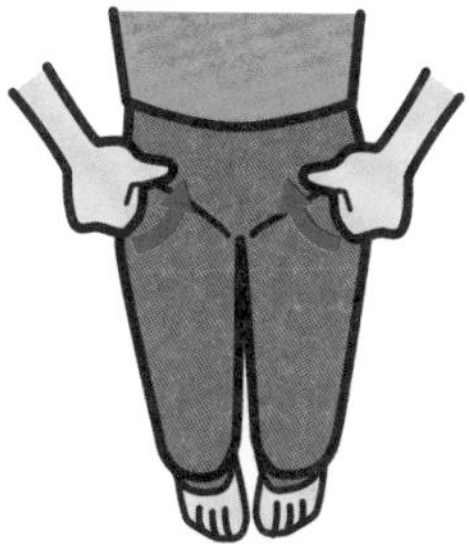

按壓方式

一邊吐氣，一邊以雙手的拇指往背部按壓左右兩側穴道6～8次，吸氣時放鬆按壓的力道。

還有這種方法！

遇到生理痛或經期不順的第一步就是避免身體受寒，而較建議的方法是就寢時，在腳邊放個熱水袋，讓下半身自然而然地熱起來。要注意的是，若長時間曝露在電熱毯的電磁波底下，反而會弄巧成拙，導致症狀惡化。

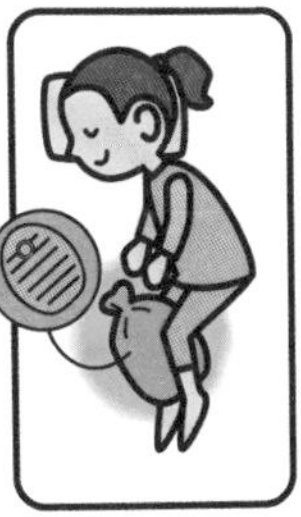

改善更年期障礙

血海

足太陰脾經

位於大腿下方，能改善各類與血液循環有關的症狀，對於膝蓋痛特別有效。

其他效果

□膝蓋痛
□生理痛
□經期不順

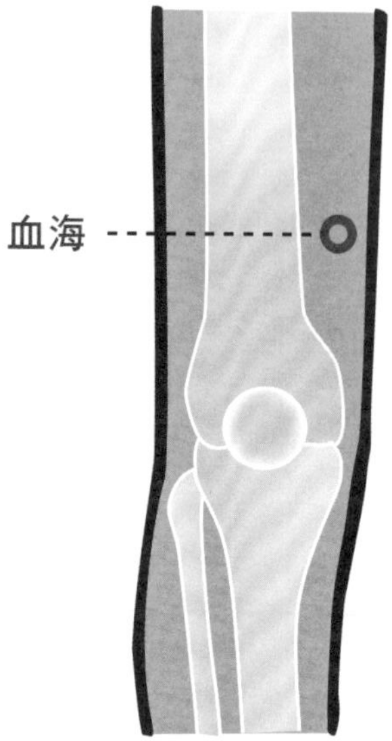

尋找方式

從膝蓋骨上緣中央處往上移動三指幅，再往內側移動兩指幅的位置。

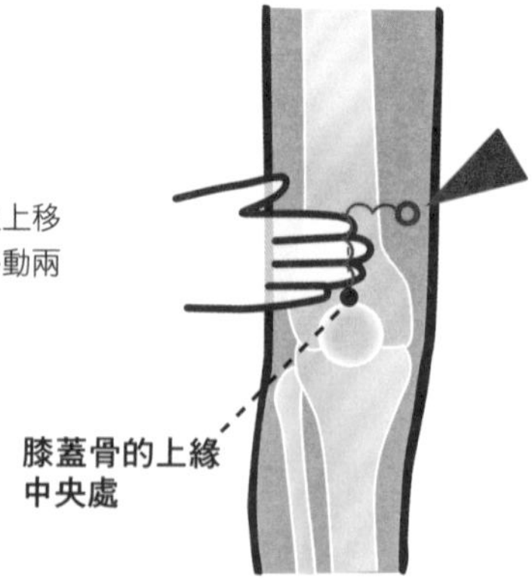

按壓方式

一邊吐氣，一邊將雙手的拇指疊在穴道上，往腳的中心點按壓6～8次，吸氣時放鬆按壓的力道。左右穴道都需按壓。

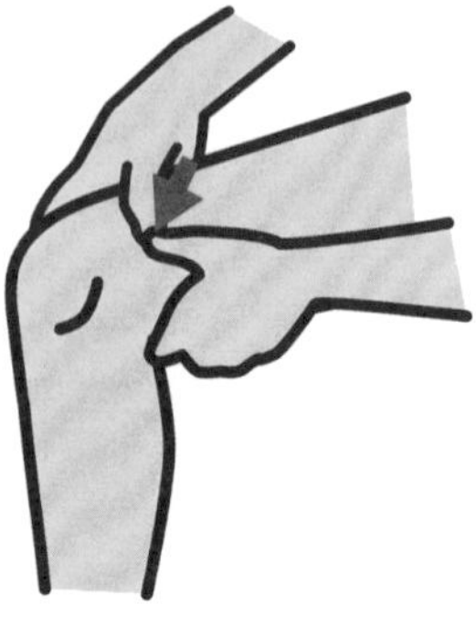

改善女性荷爾蒙分泌不足的各種身心不適

女性通常會在五十歲左右停經，而五十歲前後的十年也稱為更年期。卵巢的機能會隨著年紀增長而衰退，女性荷爾蒙的分泌也會銳減，此時荷爾蒙分泌會失調，有些女性則會因此出現頭痛、頭昏、盜汗、失眠、心神不寧以及其他症狀。倘若症狀過於嚴重，還得以荷爾蒙藥品治療，所以建議各位女性在症狀變得嚴重之前，養成每天按壓穴道養生的習慣。

「血海」是能治療各類婦科疾病的穴道，「太衝」則可讓自律神經恢復平衡，緩解身心的緊張與沮喪。

這個穴道也很有效果！

太衝

足厥陰肝經

位於腳背，能有效緩解精神症狀，讓心情變得愉悅。

其他效果
- □手腳冰冷
- □腰痛
- □氣力衰退

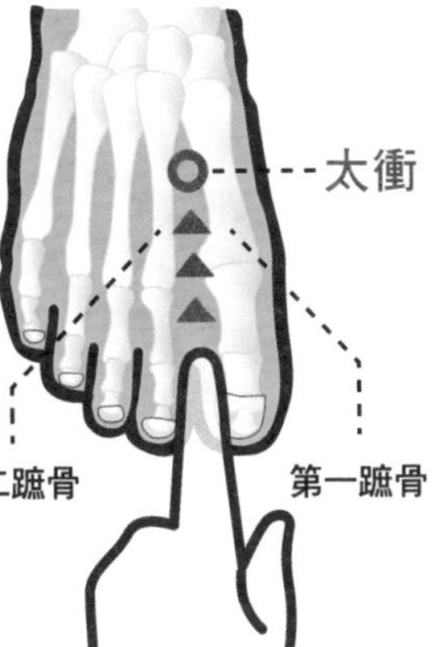

尋找方式

位於腳背第一蹠骨與第二蹠骨之間的嵌合之處。沿著腳拇趾與腳食指往上推進，直到無法繼續往前推，就是穴道的位置。

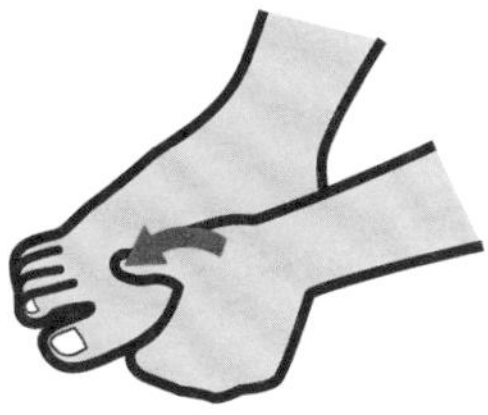

按壓方式

一邊吐氣，一邊朝腳底以拇指按壓穴道 6～8 次，吸氣時放鬆按壓的力道。左右穴道都需按壓。

穴道名稱由來 9
血海

「血海」的「血」是指血液、血流，「海」則是血液大量匯聚之處，所以血海穴能治療與血液循環相關的婦科疾病。東洋醫學認為，氣血會一同於經絡流動，一旦血液循環不順，身體就會出現各種毛病。一如改善血液循環的穴道是「血海」，也有能治療氣行不順的「氣海」。

緩解經前症候群

三陰交

足太陰脾經

——在脛骨內側。對大部分的症狀都有效，尤其可解決婦科疾病。——

其他效果
□更年期障礙
□經期不順
□手腳冰冷

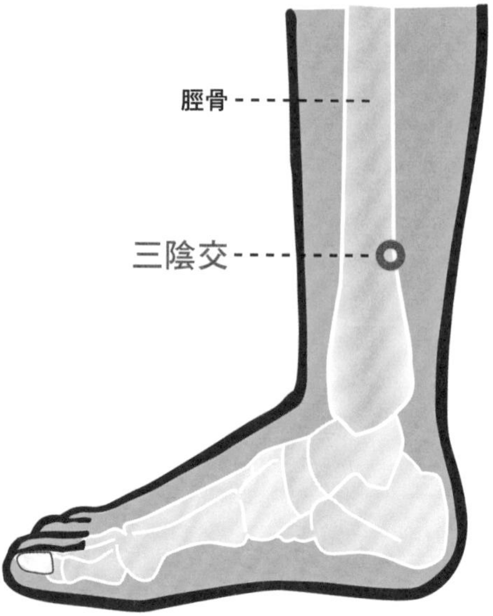

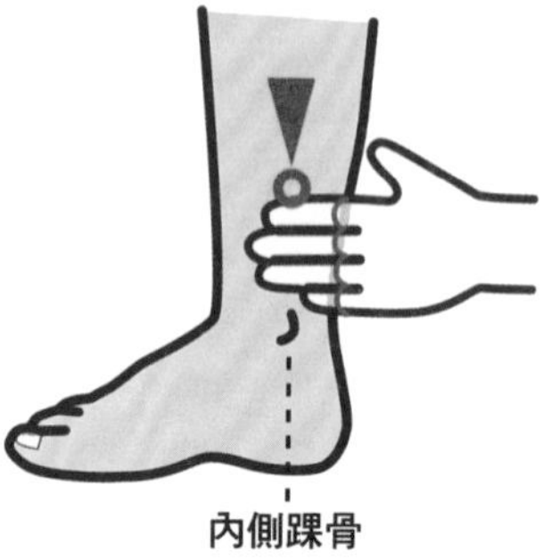

尋找方式

從內側踝骨的上緣往上移動四指幅，在脛骨後側的間隙裡。

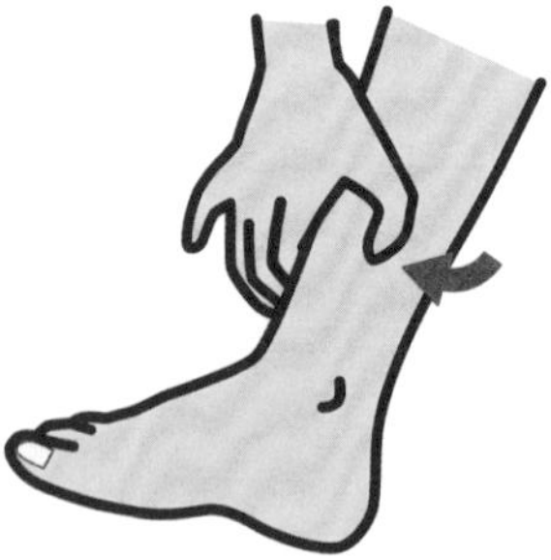

按壓方式

一邊吐氣，一邊像是用拇指包住脛骨般，往脛骨前方按壓穴道6～8次，吸氣時放鬆按壓的力道。左右穴道都需按壓。

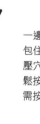

讓荷爾蒙在月經周期之前保持平衡，擊退惱人的經前症候群！

經前症候群是在月經周期前3～10天，心情變得煩悶、專注力下降、乳房腫脹、水腫、皮膚粗糙、腹痛、痛頭、暴飲暴食這類身心不適的症狀，但通常會在月經來臨之後好轉。據說日本女性有七至八成在月經來臨之前會有這類症狀。有這類症狀的女性請先了解自己的生理時鐘，多休息、多攝取維生素與礦物質。

「三陰交」是能安產與全面治療各種女性專科疾病的穴道，而「帶脈」則是調整荷爾蒙分泌，緩解前經症候群的穴道。

這個穴道也很有效果！

帶脈

足少陽膽經

位於側腹附近，能有效調理月經，紓緩疼痛。

其他效果
- □腰痛
- □下痢
- □瘦腰

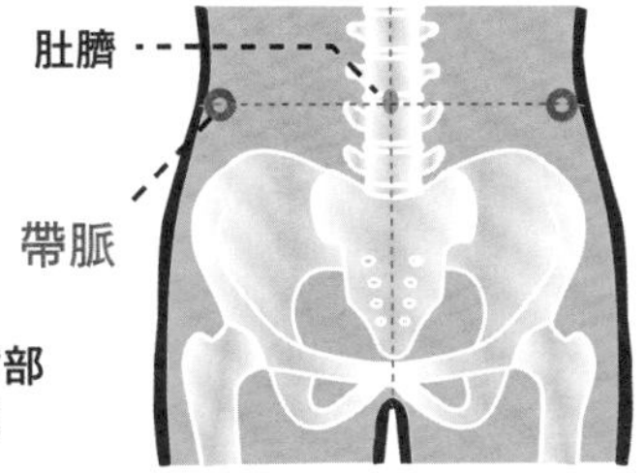

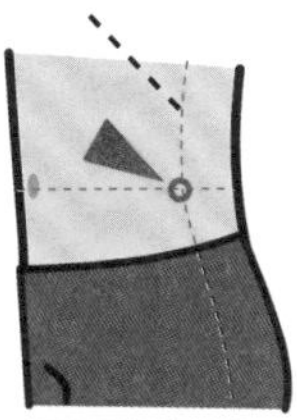

尋找方式

從肚臍水平往左右兩側的肚子延伸，差不多位於腹部與背部的交界處。

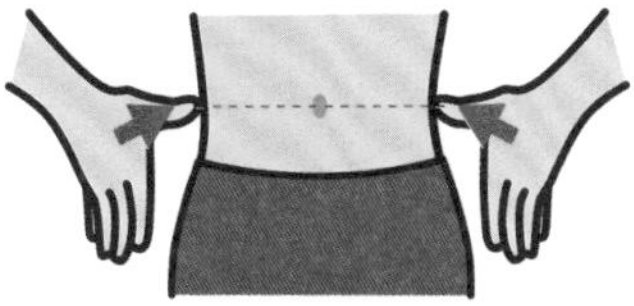

按壓方式

一邊吐氣，一邊以雙手拇指往身體中心點按壓左右兩側的穴道6～8次，吸氣時放鬆按壓的力道。左右穴道都需按壓。

穴道名稱由來 10
三陰交

「三陰交」是脾經、腎經、肝經這三條經絡匯聚之地，也是生命之源的氣必經之地，因此得名。三陰交穴具有促進血液循環，保持荷爾蒙分泌平衡的功效，除了可調理各類婦科疾病，還能減輕手腳冰冷、腰痛、低血壓、失眠、心情煩悶與其他症狀，可說是一穴治百病。

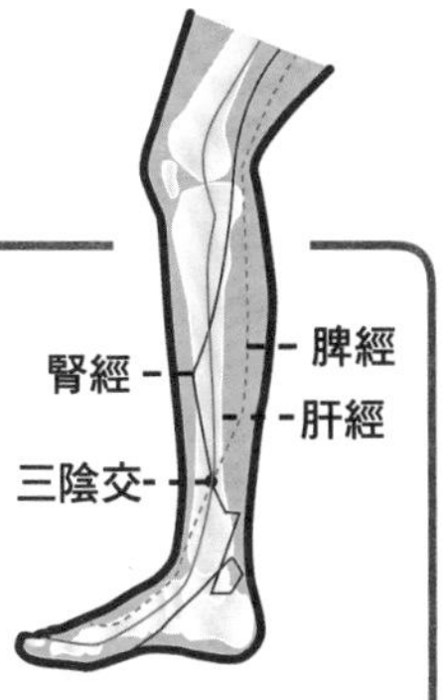

改善貧血

其他效果

□手腳冰冷
□胃炎
□憂鬱

關元

任脈

關的意思是要害，元是元氣，因此「關元」有氣血的出入要害與活力來源的意思。

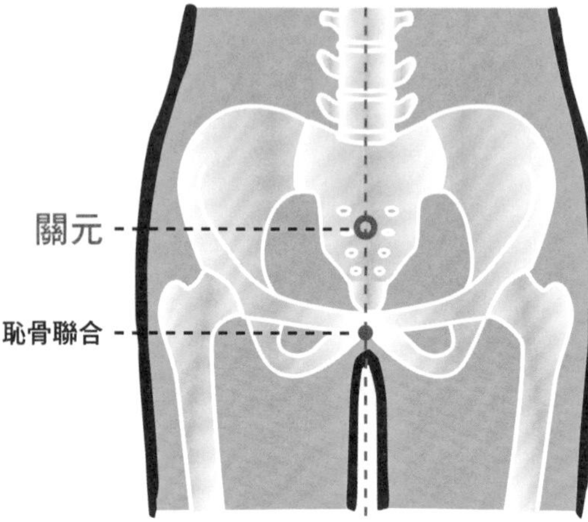

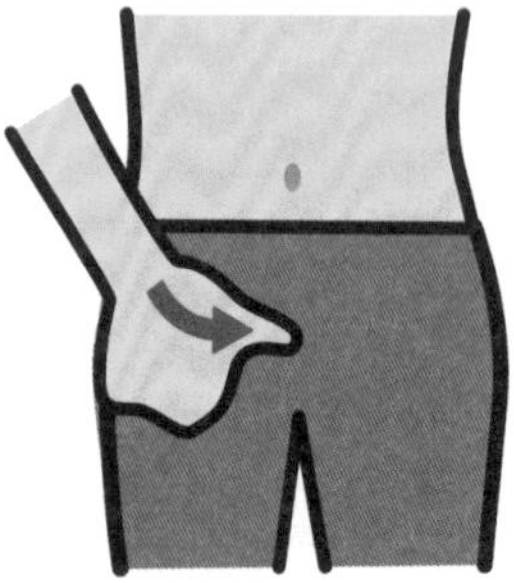

按壓方式

一邊吐氣，一邊以拇指往背部按壓穴道6～8次，吸氣時放鬆按壓的力道。

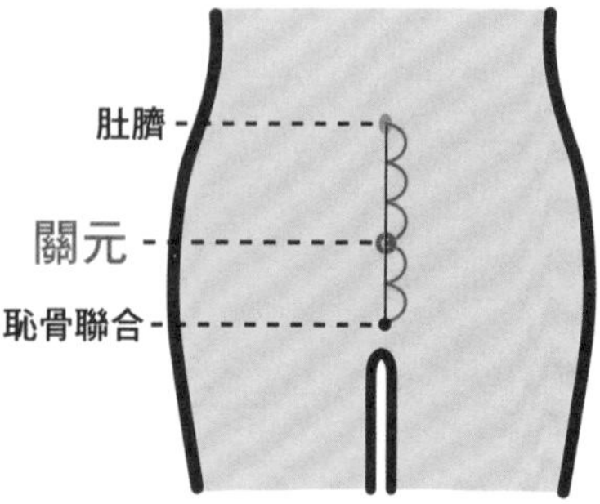

尋找方式

將肚臍與恥骨聯合這兩點連成一條線，並將這條線劃分成五等分，這個穴道就位於五分之三的位置。

避免鐵質攝取不足與過於激烈的減重

貧血有八成是缺鐵性貧血，而這種類型的貧血主要是因血紅蛋白不足所引起，症狀通常包含容易疲倦、突然站起來的時候頭暈、眼花、心悸、喘不過氣。血紅蛋白不足常與鐵質攝取不足或過於激烈的減重有關，所以營養均衡的三餐非常重要。

東洋醫學認為小腸若無法正常發揮功能，血液就無法在體內順利流動，也就會出現貧血的症狀。「關元」可活化小腸功能，避免貧血，「太溪」則可促進骨髓造血機能。

這個穴道也很有效果！

太溪

足少陰腎經

位於阿基里斯腱附近，能有效緩解全身各種不適。

其他效果

- □ 喉嚨痛
- □ 頭痛
- □ 頭暈眼花

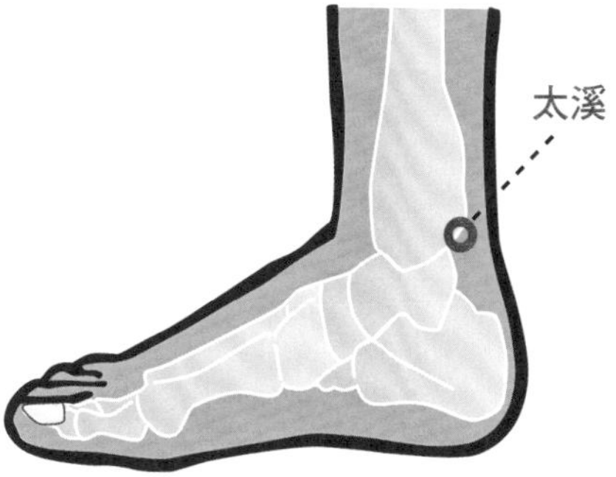

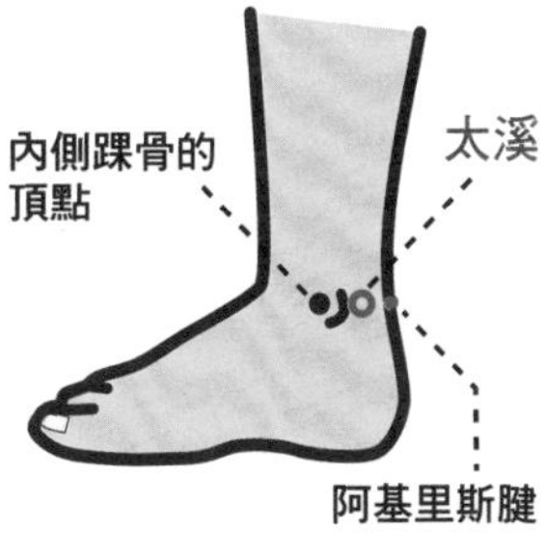

尋找方式

位於內側踝骨的頂點與阿基里斯腱正中央的凹陷處。

按壓方式

一邊吐氣，一邊以拇指朝腳部中心點按壓穴道 6～8 次，吸氣時放鬆按壓的力道。左右穴道都需按壓。

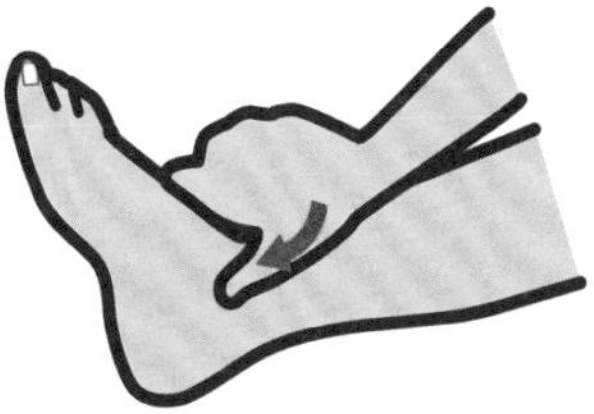

還有這種方法！

可試著以肚圍讓關元穴周遭（下腹部）保持溫暖。小腸保持溫暖，血液循環就會跟著改善，也就能預防貧血。

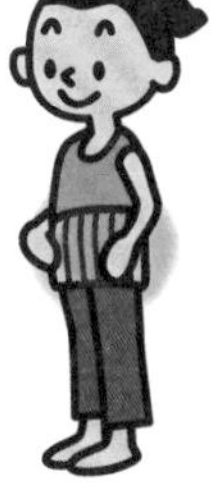

改善便祕

支溝

手少陽三焦經

位於前臂手腕稍微偏上的位置，有潤腸的效果。

其他效果

□喉嚨痛
□眼睛充血
□耳鳴

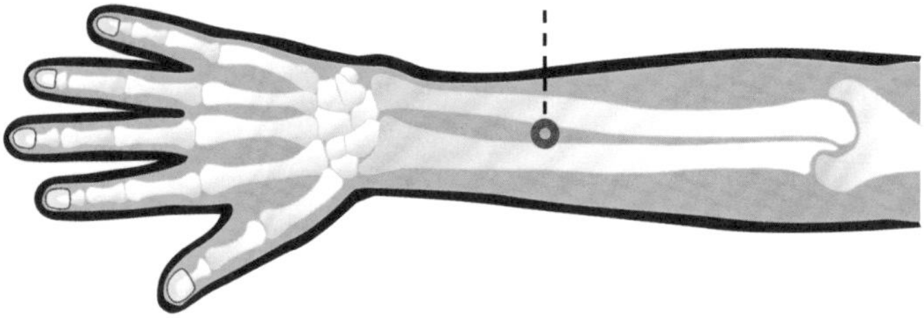

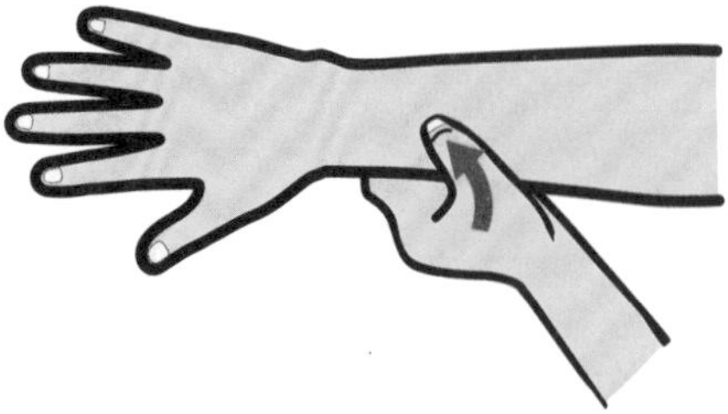

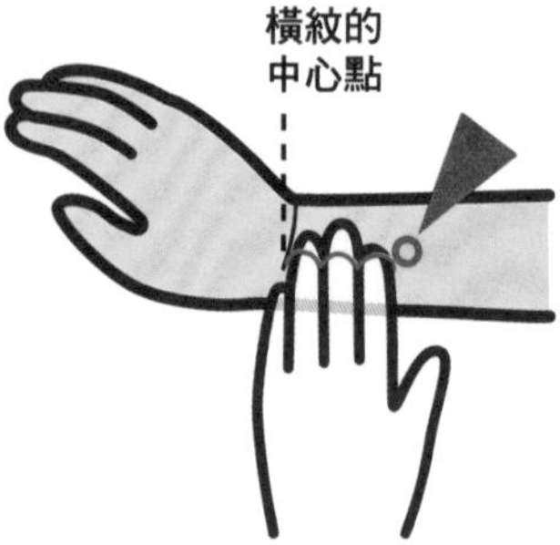

按壓方式

一邊吐氣，一邊以拇指垂直按壓穴道6～8次，吸氣時放鬆按壓的力道。左右穴道都需按壓。

尋找方式

讓手背往上反折，再從反折形成的橫紋中央往上移動三指幅的位置。

活化腸道機能，促進腸道蠕動

便祕通常是腸道無法正常發揮功能，幫助排便的腸道蠕動變得緩慢所引起。膳食纖維或水分攝取不足也會引起便祕，所以記得讓三餐的營養均衡一點。雖然偶爾可用便祕藥應急，但太常使用，反而會出現不用藥就無法排便的問題，所以盡可能不要太常使用。

「支溝」可活化腸道機能，幫助排便，「上巨虛」也能治療慢性便祕。可順便按壓天樞（P63）、足三里（P74）、大巨（P77）這三個穴道。

這個穴道也很有效果！

上巨虛

足陽明胃經

位於脛骨附近，可通氣與暢通腸道。

其他效果

- □下痢
- □腹痛
- □腳痛

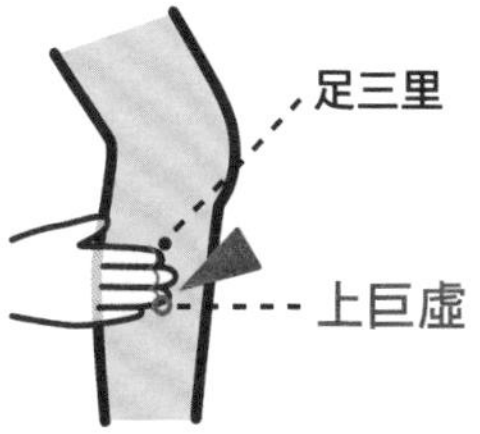

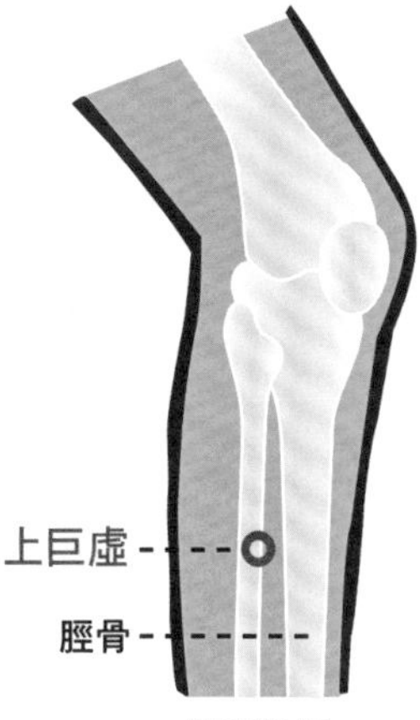

尋找方式

從足三里穴（P74：從膝蓋骨外側下緣的凹陷處沿著脛骨往下移動四指幅的穴道）往下移動三指幅的位置。

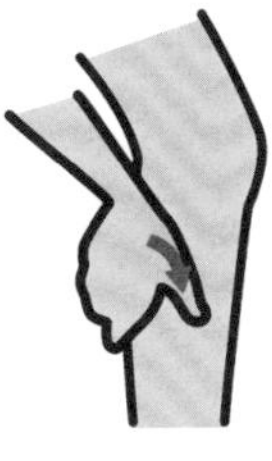

按壓方式

一邊吐氣，一邊以拇指朝腳部中心點按壓6～8次，吸氣時放鬆按壓的力道。左右穴道都需按壓。

福辻院長的穴道專欄 17

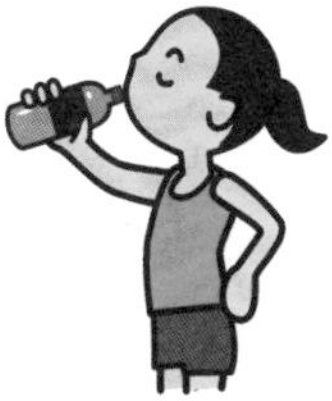

多走路、多喝水！

本院有不少女性患者為便祕所苦。運動不足會導致腸道蠕動變慢，所以解決便祕的第一步就是多走路。過度攝取糖分也會造成便祕。茶的丹寧也會造成便祕，所以請盡可能多喝水。腸道環境惡化會導致免疫力下降，也會因此染上各種疾病，所以別小看便祕，盡早處理才是上上之策！

改善手腳冰冷

衝門

足太陰脾經

位於鼠蹊部，可順氣抑痛。

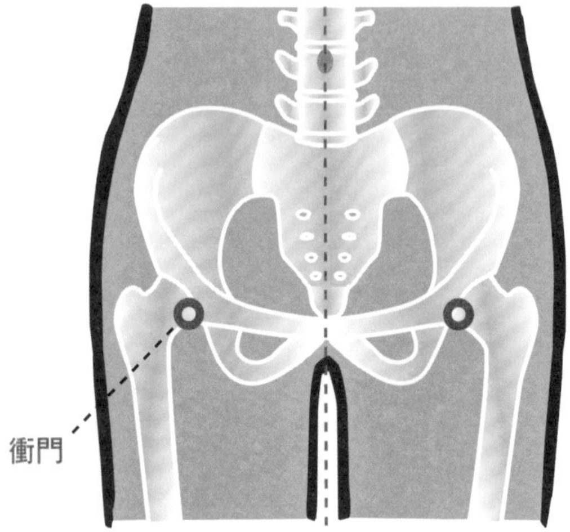

其他效果

□泡澡後頭暈
□足部浮腫
□排尿不順

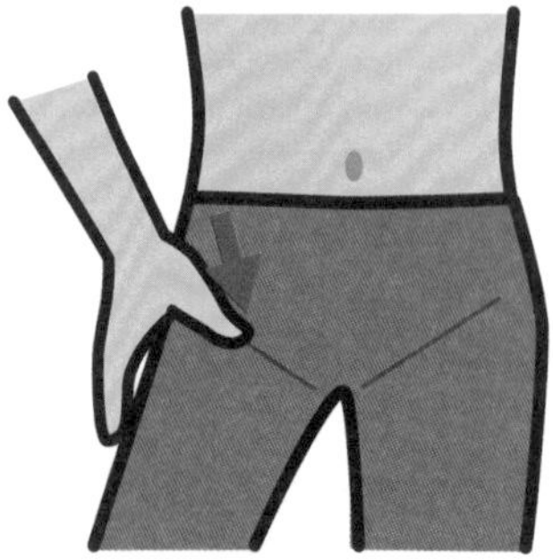

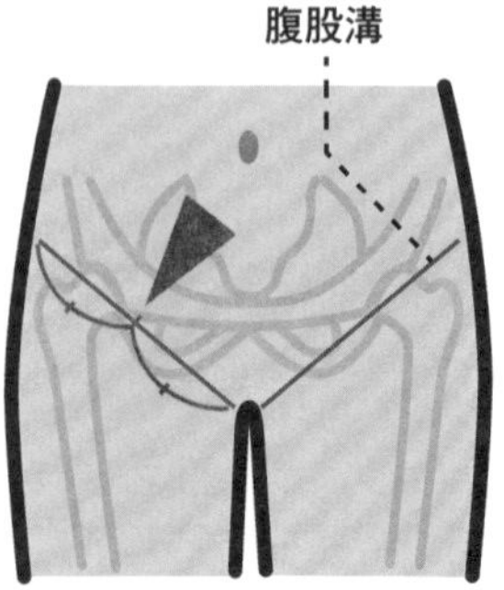

按壓方式

一邊吐氣，一邊以拇指垂直按壓穴道6～8次，吸氣時放鬆按壓的力道。按壓時，可稍微用力一點，像是用拇指掐住水管，讓水流不出來的感覺。左右穴道都需按壓。

尋找方式

位於腹股溝（大腿根部比基尼線的橫紋）中央。因為位於動脈上方，所以摸到這個穴道時，會感覺到脈搏的跳動。

改善血液循環，讓全身由內到外熱起來

手腳冰冷的主因是老舊廢物於血液囤積，導致血液無法流到全身的每個角落。一如「手腳冰冷是萬病之源」這句俗語，體質虛寒會引起腹痛、頭痛以及各種疾病。

「衝門」可促進血液與淋巴的循環，排出於腳部囤積的老舊廢物，消除腳部浮腫，並改善手腳冰冷的毛病。「太衝」可刺激自律神經，促進下半身的血液循環。東洋醫學認為小腸機能不彰的人容易出現手腳冰冷的毛病，建議可搭配「關元」（P130）這類對應小腸的穴道按壓。

這個穴道也很有效果！

太衝 足厥陰肝經

位於腳背，可放鬆精神與紓緩心情。

其他效果
- □腰痛
- □氣力衰退
- □更年期障礙

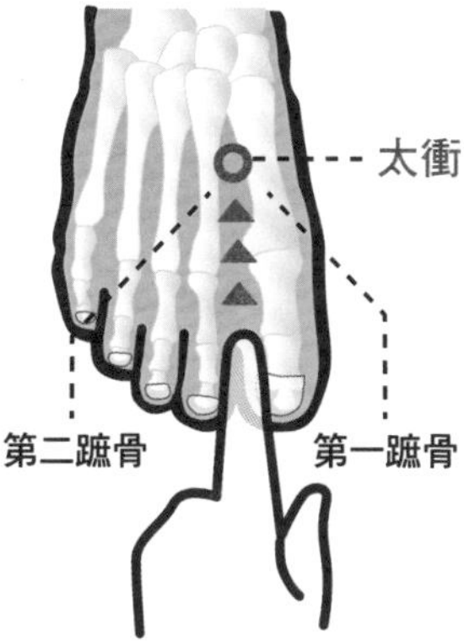

尋找方式

位於腳背第一蹠骨與第二蹠骨接合處。沿著腳拇趾與腳食趾往上滑動手指，直到無法繼續滑動的位置。

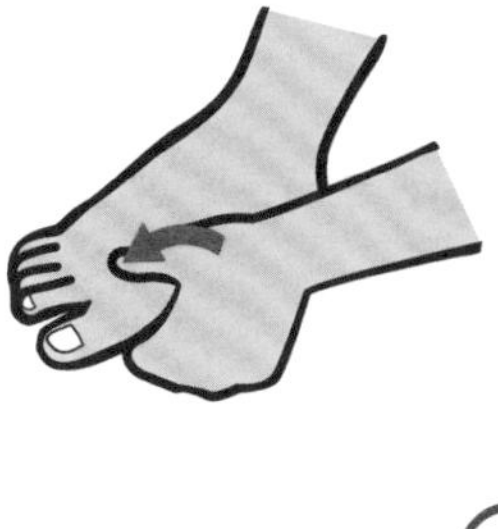

按壓方式

一邊吐氣，一邊以拇指往腳底按壓穴道6～8次，吸氣時放鬆按壓的力道。左右穴道都需按壓。

福辻院長的穴道專欄 18

不要穿著襪子睡覺

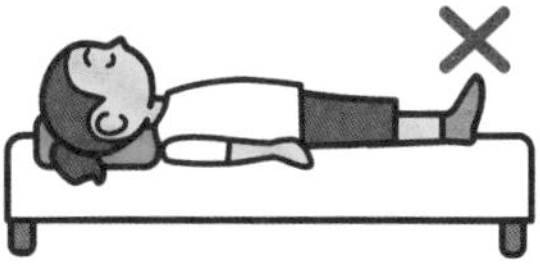

人體會在過度保護的情況下變弱，所以讓人體承受一點壓力是必要的。如果連睡覺都穿著襪子，讓腳太暖和，有可能會無法熟睡，所以不太建議這麼做。相對地，建議大家在泡澡結束之前，讓腳沖涼水10～20秒降溫，這樣做身體反而會自己暖起來，也比較不會在洗澡後受風著涼。

治療不孕

至陰

足太陽膀胱經

位於腳小趾外側，最知名的效果是緩解泌尿器官相關症狀。

其他效果
- □手腳冰冷
- □頭痛
- □流鼻水

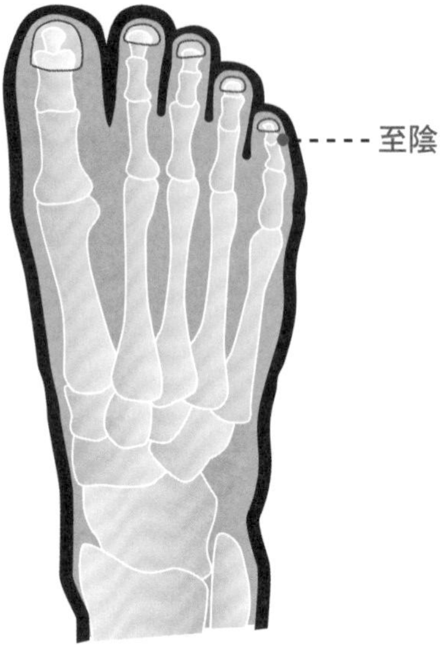

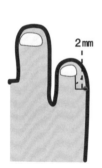

尋找方式

在腳小趾指甲根部下方 2 公釐與外側 2 公釐處。

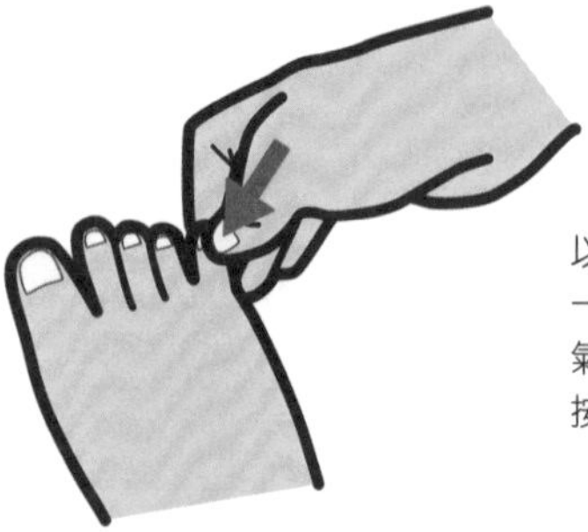

按壓方式

以拇指與食指挾住穴道，一邊吐氣，一邊往腳趾中心點按壓 6～8 次，吸氣時放鬆按壓的力道。左右穴道都需按壓。

促進骨盆血液循環，打造容易懷孕的體質

東洋醫學認為，體質虛寒，骨盆血液循環遲滯，就會不容易懷孕。

「至陰」是能治療婦科各類疾病的穴道，中醫會在這裡施針，治療胎位不正的問題。最近有許多女性因為穿尖頭鞋而腳小趾變形，而腳小趾若是筆直，通常比較不會有不孕或經期不順的問題。「曲骨」可促進骨盆內部的血液循環，打造容易懷孕的體質，建議搭配「血海」（P126）、「三陰交」（P128）這兩個穴道按壓。

這個穴道也很有效果！

曲骨 任脈

位於恥骨下方彎曲之處，能有效治療泌尿器官或生殖器官的症狀。

尋找方式

位於身體中央線，下腹部恥骨聯合的正上方。

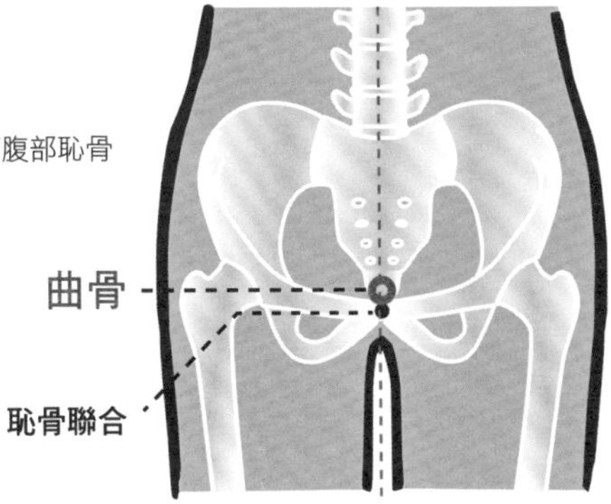

按壓方式

一邊吐氣，一邊以拇指往背部垂直按壓6～8次，吸氣時放鬆按壓的力道。

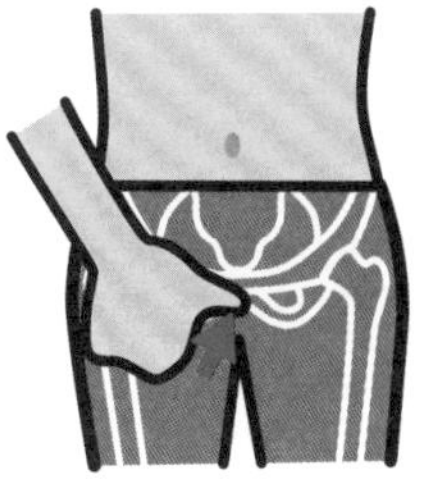

其他效果

- □ 頻尿
- □ 不舉
- □ 胃炎

福辻院長的穴道專欄 19

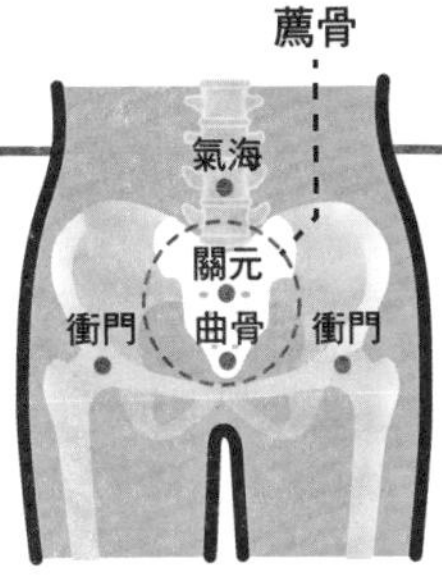

薦骨周圍有許多與婦科疾病有關的穴道。

女性應讓薦骨保持溫暖

屁股受寒僵硬的人通常不容易懷孕。薦骨附近有許多與不孕、生理痛這類婦科疾病相關的穴道，所以女性要特別注意讓這一帶保持暖和。

建議各位女性有空就輕輕地搓揉臀部尾椎骨偏上的部位，或是在這裡貼暖暖包，隨時讓這一帶保持溫暖吧。

第5名 生理痛

骨盆傾斜，子宮就會遭到壓迫，讓生理痛惡化！

生理痛的主因之一就是骨盆不正。常以單腳承受體重，或是盤腿蹺腳，都會導致左右肌肉的發展不對稱，骨盆也會因此傾斜。此外，長時間駝背坐著，讓骨盆向後傾的話，恥骨會位移，子宮就會受到壓迫，此時就會出現血液循環不良或神經痛的症狀。

我有不少女性患者會因為劇烈的生理痛而一兩天沒辦法去上學或上班，只能躺在家裡休息。在治療生理痛的穴道施針，促進骨盆內部的血液循環，再透過推拿調整骨盆，生理痛就會慢慢紓緩。

如果想在家自行保健，除了按壓曲骨穴或府舍穴（P124～125），也可做做下面介紹的「落踵」或按摩腳跟。刺激與生殖器對應的腳跟，能有效減緩生理痛。

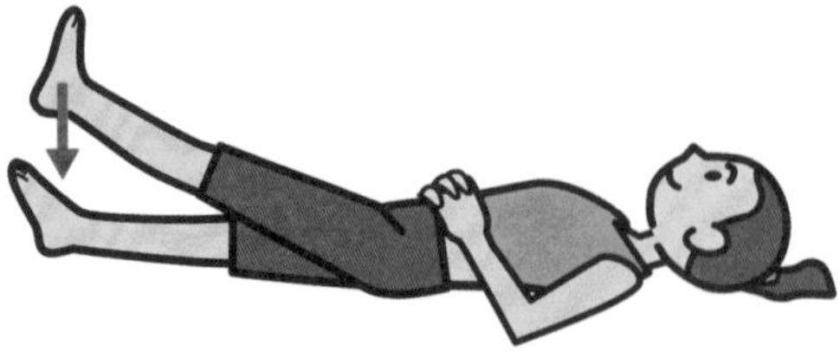

仰躺後，單腳往上抬起30公分。建議不要在床上做，而是躺在硬的地板做。接著讓抬起來的腳跟往地面輕輕敲。左右各做8次即可。

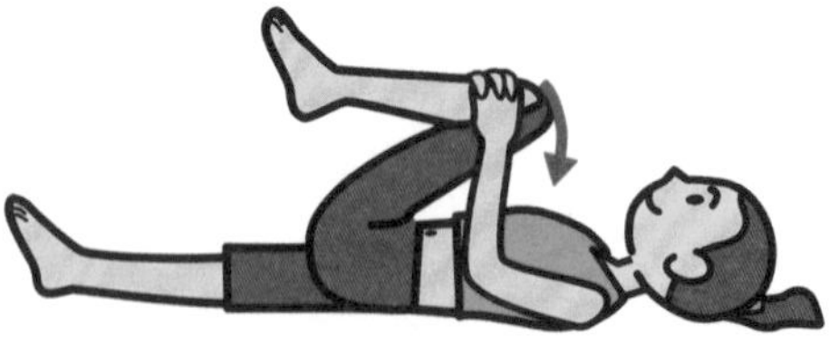

仰躺後，將單腳的膝蓋抱至胸前，維持這個姿勢5秒。左右各做5次即可。

第6章 美容瘦身的穴道

穴道不僅能緩解身體不適，還有出類拔萃的美容與瘦身效果！讓我們一邊改善手腳冰冷、血液循環不良這類有礙美容的症狀，一邊健康地瘦下來，成為由內而外散發美麗的美人吧！

◎

□ 腰部曲線→天樞
□ 蝴蝶袖→肩貞
□ 瘦臉→解谿
□ 美腿→風市
□ 全身浮腫→腎俞
□ 豐胸→陷谷
□ 翹臀→環中
□ 黑斑、皺紋→中封
□ 肌膚乾燥→陰谷
□ 頭髮損傷、掉髮→玉枕

打造腰部曲線

天樞

足陽明胃經

位於肚臍左右兩側，可讓上半身與下半身變得協調。

其他效果
□便秘
□火燒心
□倦怠感

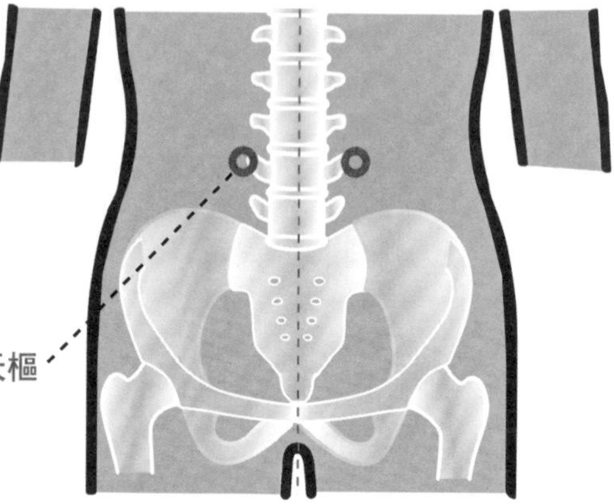

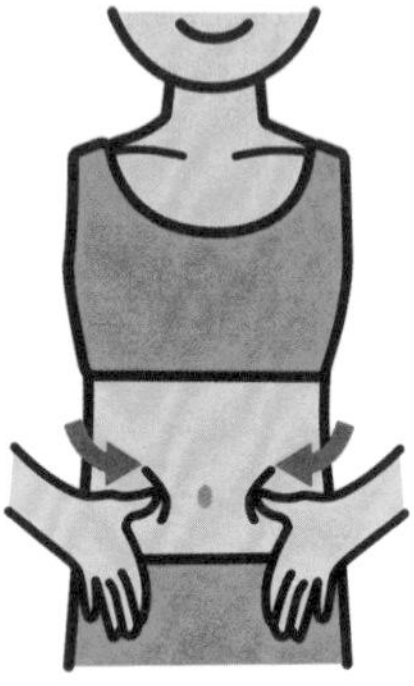

按壓方式

一邊吐氣，一邊以拇指朝肚子中心點緩緩按壓左右兩側的穴道6～8次，吸氣時放鬆按壓的力道。

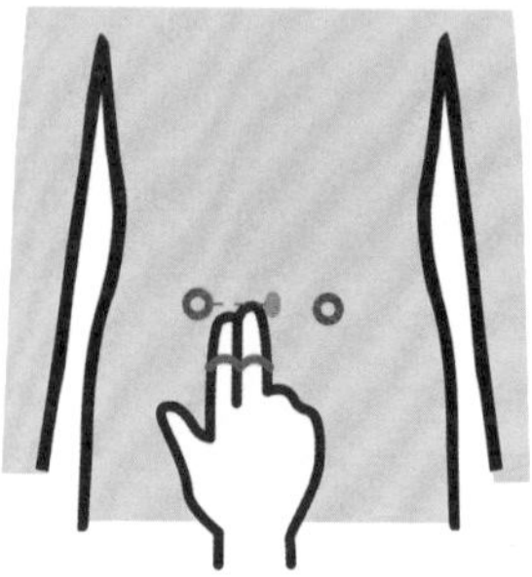

尋找方式

從肚臍往左右移動兩指幅。

提升代謝速率，燃燒脂肪與瘦腰

雖然腰部是非常容易囤積皮下脂肪與內臟脂肪的部位，但只要提升代謝的速率，相較之下也是比較容易變瘦的部位。最近有不少人因為內臟下垂而小腹凸出。長時間以相同的姿勢使用智慧型手機或電腦，會使腰部變形，骨盆變廣，內臟也容易下垂。

「天樞」可提升消化機能，解決腹部脹氣的問題。「帶脈」可調理氣行，提升代謝，讓肚子周遭的肌肉更加緊實。

這個穴道也很有效果！

帶脈

足少陽膽經

位於側腹附近，能有效調理月經與緩解疼痛。

其他效果

□ 腰痛
□ 下痢
□ 經前症候群

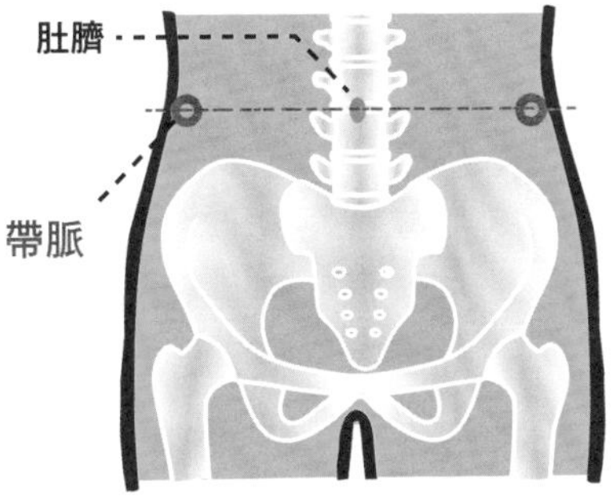

尋找方式

從肚臍往左右兩邊的側腹水平移動，直到腹部與背部的分界線為止。

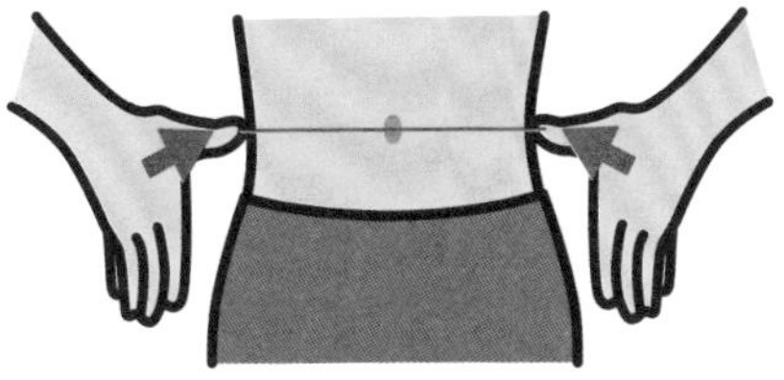

按壓方式

一邊吐氣，一邊以兩手的拇指往身體的中心點按壓左右兩側的穴道 6～8 次，吸氣時放鬆按壓的力道。左右穴道都需按壓。

還有這種方法！

將兩條重疊在一起的浴巾捲成如瑜珈墊的圓柱狀後，墊在腰部後方，雙手往上舉，仰躺 5 分鐘。這麼做能抬高腰部，讓下垂的內臟回到原本的位置，也能改善骨盆傾斜，進而打造迷人的小蠻腰！（細節請參考P32-33）

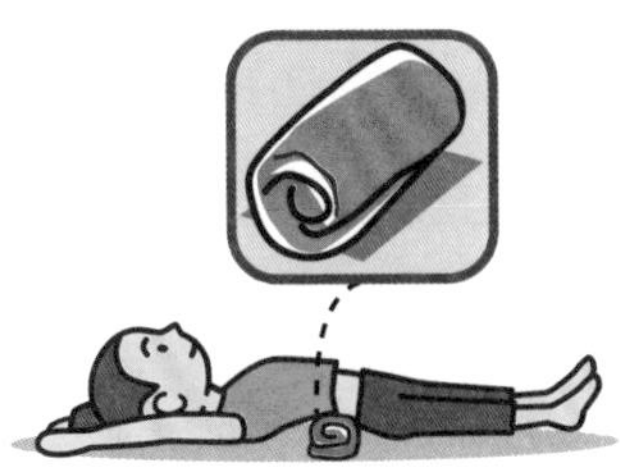

消除蝴蝶袖

肩貞

手太陽小腸經

位置肩頭周圍的穴道。貞有正確之意。這個穴道能讓肩膀恢復正常狀態，故得此名。

其他效果

- □五十肩
- □類風溼性關節炎
- □神經痛

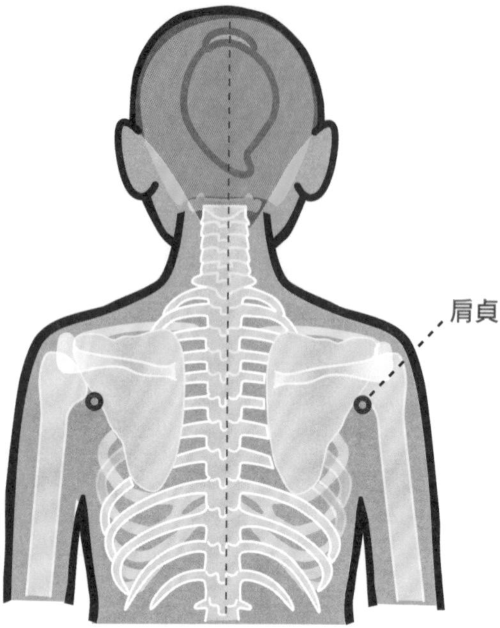

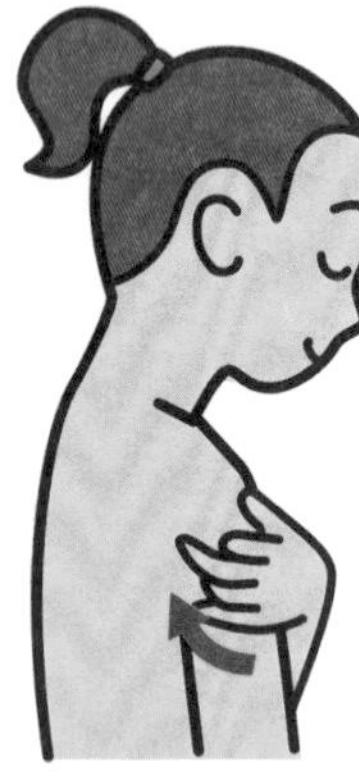

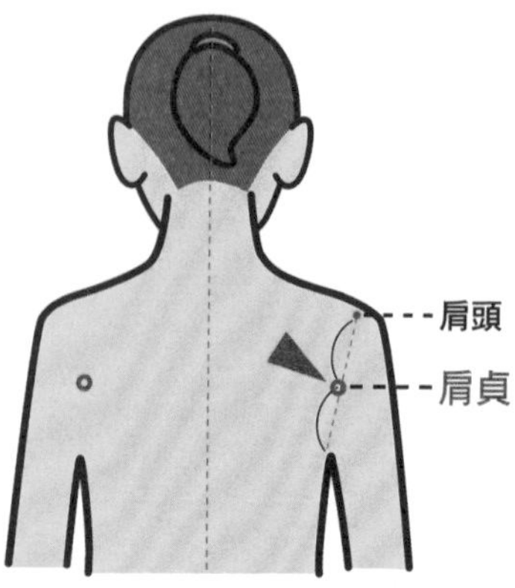

按壓方式

一邊吐氣，一邊以中指往肩膀中心點按壓穴道6～8次，吸氣時放鬆按壓的力道。左右穴道都需按壓。

尋找方式

位於肩關節後側，肩頭與腋下的連線（背部）正中央處。差不多是距離肩頭三指幅的位置。

圓肩會讓背部的肉往肱三頭肌移動！

肱三頭肌與脖子、肩膀、背部彼此連動，長期保持低頭駝背的烏龜頸姿勢會出現「圓肩」這類肩膀往前傾的問題，肩胛骨會因此外張，背部的肉就會往肱三頭肌移動，脂肪也會在肱三頭肌囤積。如果要解決蝴蝶袖的問題，就必須讓肩胛骨往中間靠攏，以及保持良好的姿勢。

「肩貞」可放鬆緊繃的肩關節肌肉，讓我們自然而然保持正確的姿勢。「臑會」可治療肩膀至上臂的神經痛、關節痛以及其他症狀。

這個穴道也很有效果！

臑會

手太陽小腸經

位於上臂後方，可通暢經絡與改善氣行。

其他效果

□肩關節痛
□上臂神經痛
□喉嚨痛

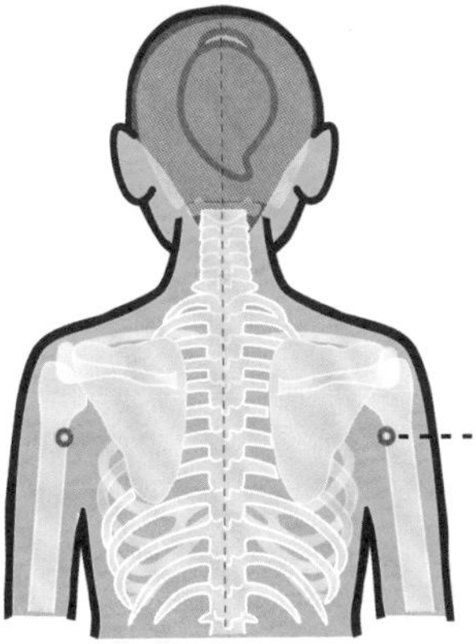

尋找方式

從肩頭沿著三角肌往下移動四指幅的位置。

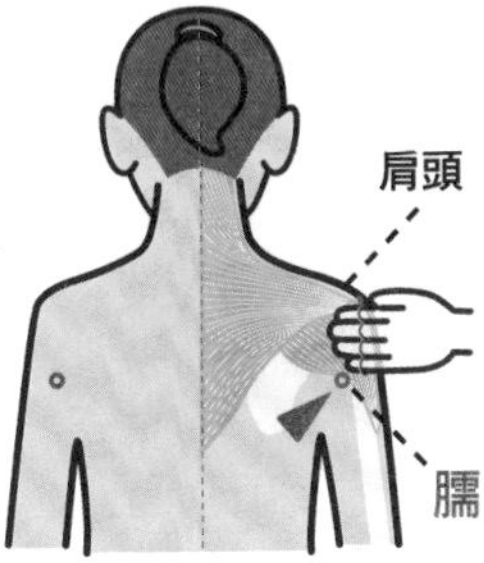

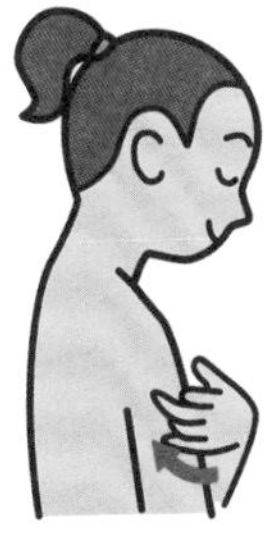

按壓方式

一邊吐氣，一邊以中指往手臂中心點緩緩按壓穴道6～8次，吸氣時放鬆按壓的力道。左右穴道都需按壓。

還有這種方法！

要想避免背部的贅肉滑到手臂這邊，就要做一些讓肩胛骨往中央靠攏的伸展操。彎起雙手的手肘，一邊吐氣，一邊挺胸往上看，再一邊吸氣，一邊緩緩恢復原本的姿勢，重覆這個循環10次。建議大家養成在工作或讀書的空檔做這套伸展操的習慣。

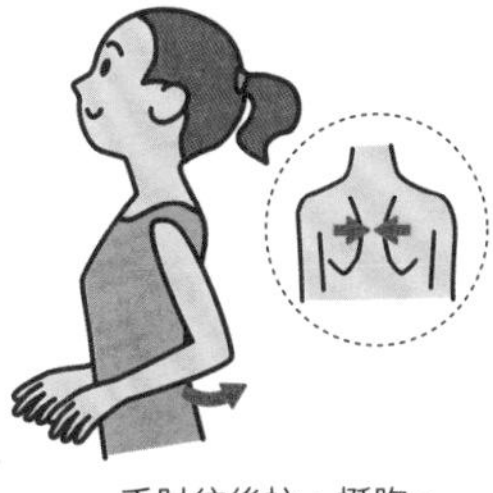

手肘往後拉，挺胸，收緊肩胛骨。

【瘦臉】

其他效果

□ 眼睛浮腫
□ 扭傷
□ 腳部關節炎

解谿

足陽明胃經

位於小腿與腳掌分界線的凹谷。

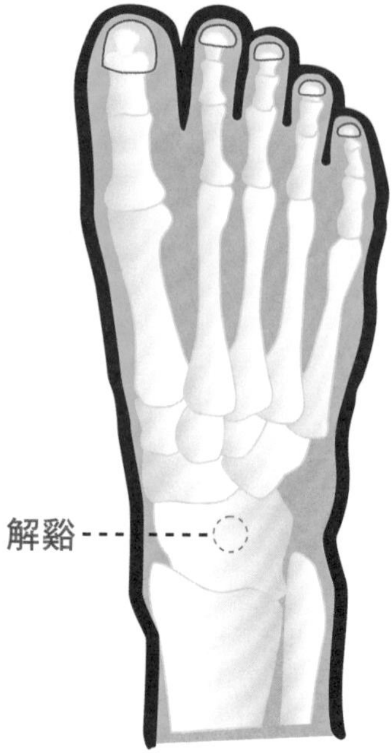

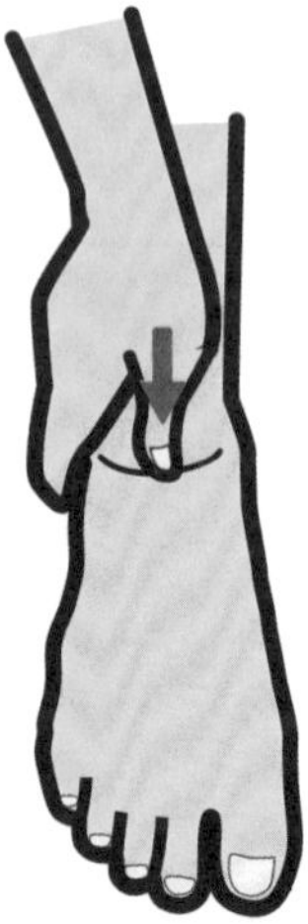

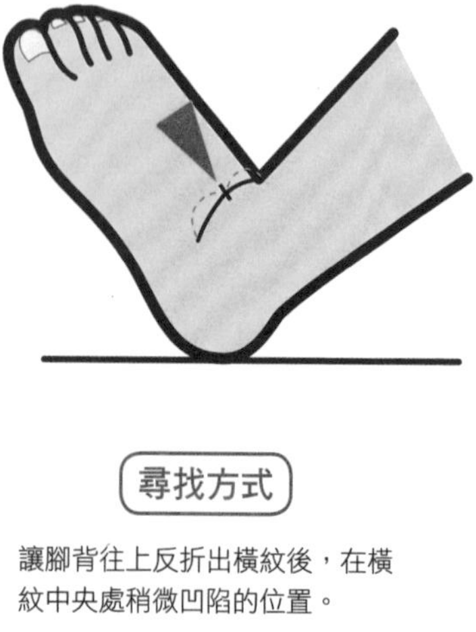

按壓方式

一邊吐氣，一邊以拇指往腳掌中心點緩緩按壓穴道 6～8 次，吸氣時放鬆按壓的力道。左右穴道都需按壓。

尋找方式

讓腳背往上反折出橫紋後，在橫紋中央處稍微凹陷的位置。

改善臉部血液循環與淋巴的循環，有效瘦臉

臉會愈變愈大的原因在於臉部隨著年紀慢慢鬆垮與囤積脂肪。即使是臉很小的藝人，比較二十幾歲與六十幾歲的照片還是會看出臉部變得鬆垮。骨架因此變大，也會跟著出現贅肉。「解谿」可改善血液循環與促進排出水分，減輕臉部浮腫的問題。以推拿的手法按壓下顎的「大迎」，可促進唾液分泌與淋巴循環，打造完美的小臉。

這個穴道也很有效果！

大迎

足陽明胃經

這是位於下顎附近的穴道，可消腫與抑制臉部、牙齒的疼痛。

其他效果
- □牙痛
- □顏面神經痛
- □臉部皺紋

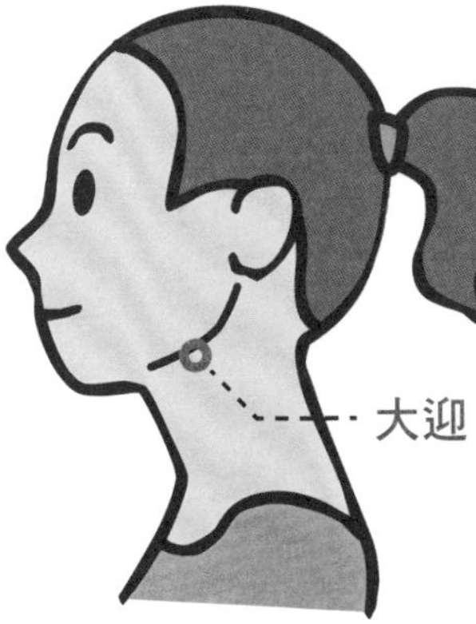

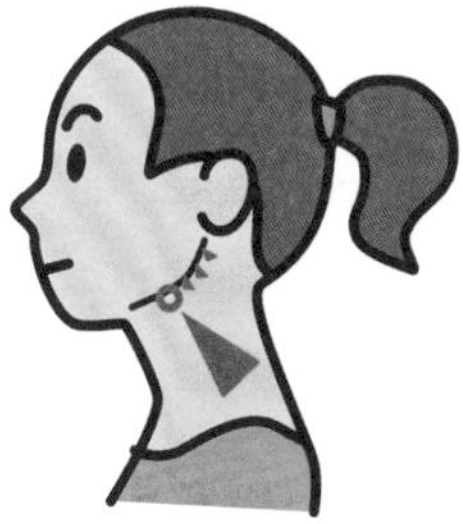

尋找方式

讓手指從腮幫子往顎骨下緣滑動，直到手指滑不動的凹陷處。

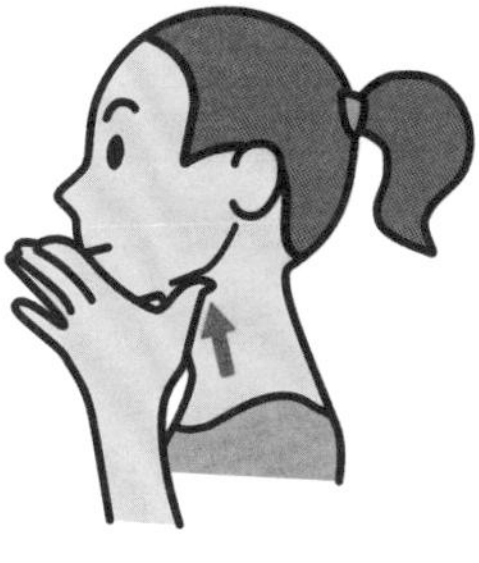

按壓方式

一邊吐氣，一邊以拇指將下顎往上勾，按壓穴道 6～8 次，吸氣時放鬆按壓的力道。左右穴道都需按壓。

還有這種方法！

雙手握拳，抵住下顎，緩緩地將臉部贅肉往雙頰撐。一天做一分鐘就夠了，所以只要想到就這樣按摩一下，臉部曲線就會慢慢地往上拉提。

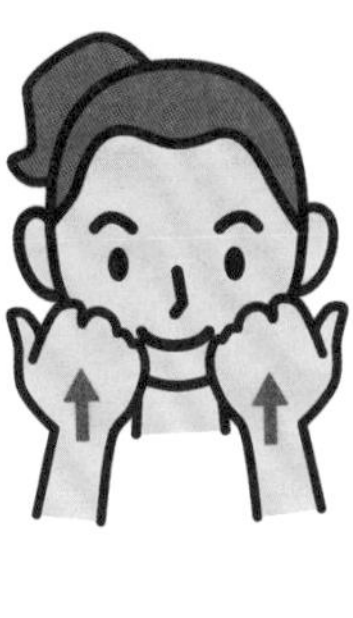

打造美腿

其他效果
□腰痛
□耳鳴
□蕁麻疹

風市

足少陽膽經

位於大腿外側，可通暢經絡，促進身體排水。

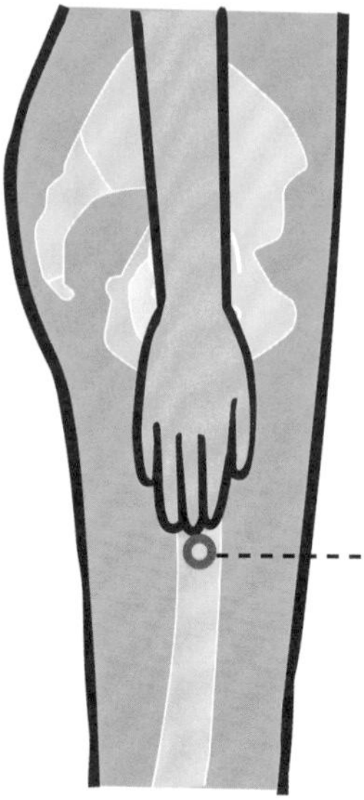

尋找方式

立正時，中指碰觸的大腿位置。

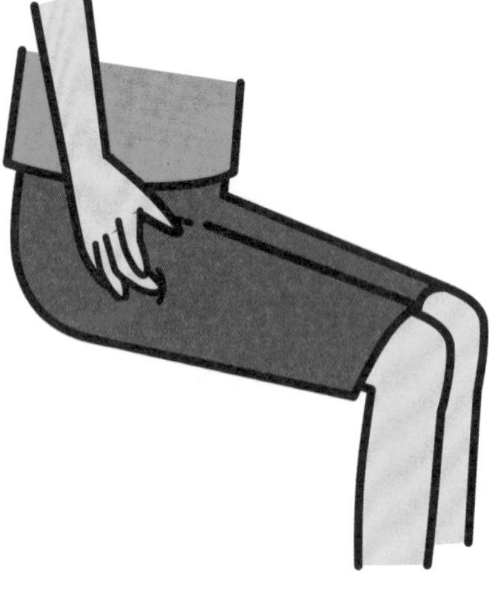

按壓方式

一邊吐氣，一邊以中指往大腿中心點緩緩按壓穴道 6～8 次，吸氣時放鬆按壓的力道。左右穴道都需按壓。

提升代謝速率，改善手腳冰冷與水腫，打造美腿

腳會變粗的主因在於手腳冰冷與浮腫。每到傍晚，女性的雙腳通常會浮腫，長靴也會愈穿愈不舒服，若是坐視不理，淋巴就會積水，讓體質變得虛寒，而身體就會自行增加脂肪，所以要避免這個問題，就必須多走路，提升代謝速率。

「風市」可提升水分代謝速率，消除水腫，讓腳部變得緊實。「陽陵泉」可活化內臟機能，排出老舊廢物與消除腿部疲勞。踩青竹或是使用腳底按摩踏板也有同樣的效果。

這個穴道也很有效果！

陽陵泉

足少陽膽經

位於脛骨外側，可提升肝臟、胃部機能，同時讓氣血往丹田下沉。

其他效果

- □ 膝蓋痛
- □ 坐骨神經痛
- □ 高血壓

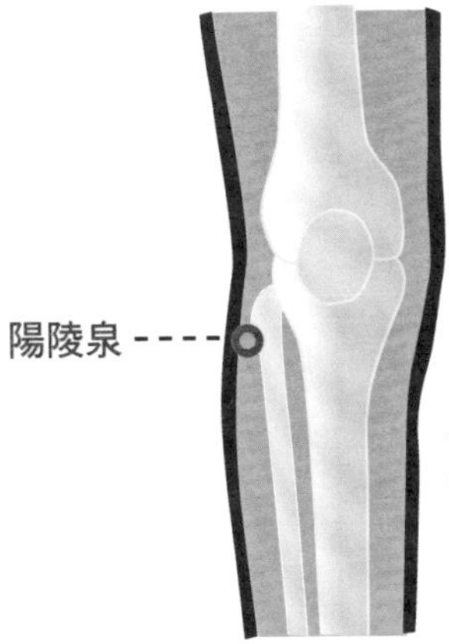

尋找方式

位於膝蓋骨下方外側凸骨（腓骨小頭）正下方的凹陷處。

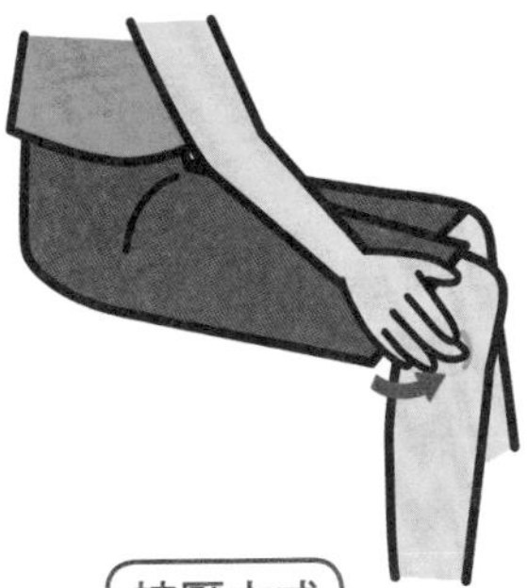

按壓方式

一邊吐氣，一邊以中指朝小腿中心點緩緩按壓穴道 6～8 次，吸氣時放鬆按壓的力道。左右穴道都需按壓。

還有這種方法！

先以單腳站立，讓腳背往前打直後，再讓腳背往後反折，維持這個姿勢 5 秒。左右腳各做三組這個動作，可讓腓腸肌與比目魚肌緊實，小腿肚也會更苗條！

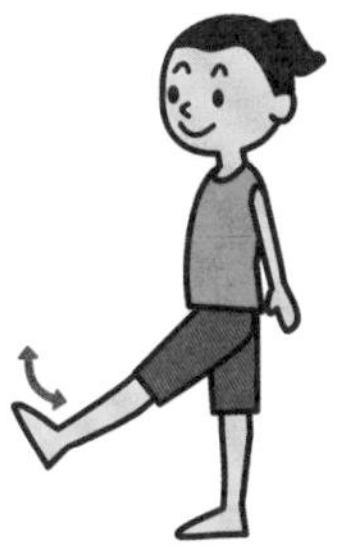

消除全身浮腫

腎俞

足太陽膀胱經

可提升腎臟機能的穴道。俞有「孔洞」的意思，位於腰部左右兩側。

其他效果

□腰痛
□手腳冰冷
□經期不順

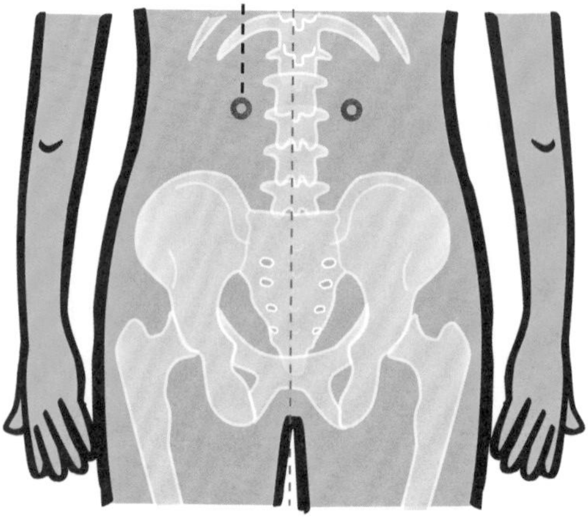

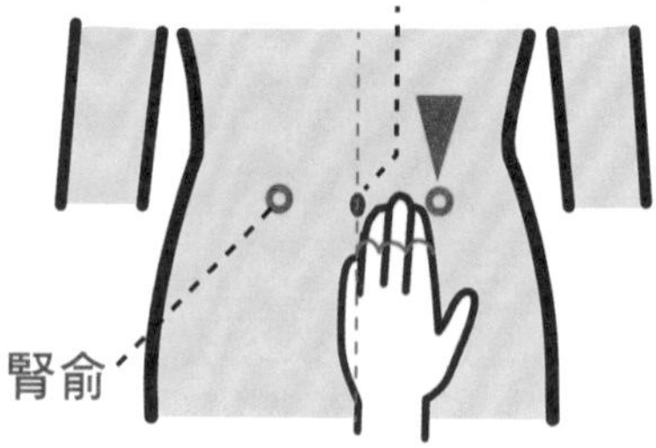

尋找方式

先找到肚臍的正後方（背部），再從脊椎往左右兩側移動三指幅。

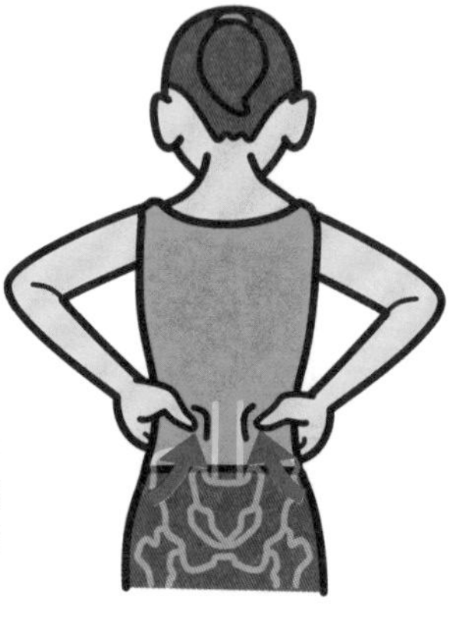

按壓方式

一邊吐氣，一邊以拇指朝腰部中心點按壓穴道 6～8 次，力道可稍微加強，吸氣時放鬆按壓的力道。左右穴道都需按壓。

改善腎臟功能，排除多餘的水分與毒素

全身浮腫的主因在於腎臟無法正常發揮機能，導致水分難以隨著尿液、糞便、汗水排出體外。這會讓全身代謝變差，六臟六腑疲弊。經前症候群、心律不整、甲狀腺機能衰退也會造成全身浮腫。

「腎俞」可提升腎臟功能與消除水腫，還能治療腰痛、手腳冰冷、經期不順、坐骨神經痛，可說是萬能的穴道。「水分」顧名思義，就是能排出多餘水分與毒素的穴道。

這個穴道也很有效果！

水分

任脈

位於肚臍偏上的位置，能調節體內水分比例。

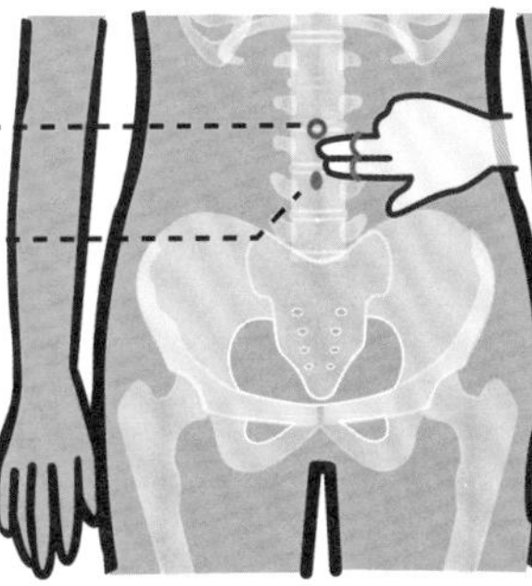

正面

尋找方式

位於身體中央線，肚臍上方兩指幅的位置。

按壓方式

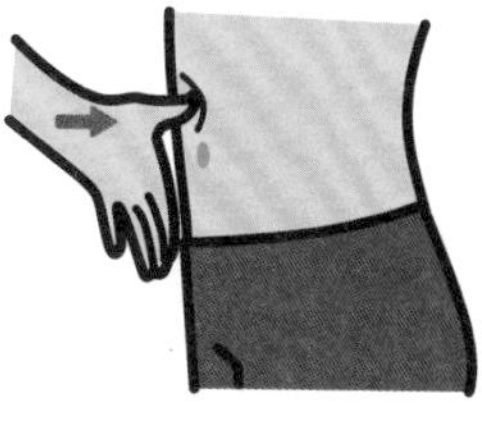

一邊吐氣，一邊以拇指朝背部中心點緩緩按壓穴道 6～8 次，吸氣時放鬆按壓的力道。

其他效果

- □膝蓋痛
- □坐骨神經痛
- □高血壓

福辻院長的穴道專欄 20

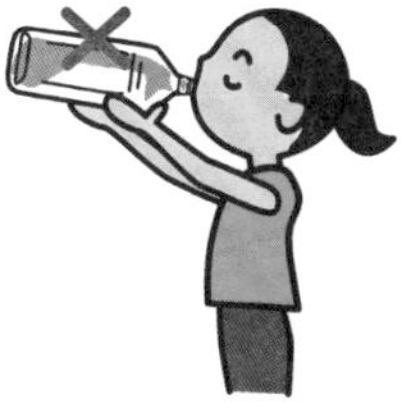

避免過度攝取水分

有水腫問題的患者常是水分過度攝取的人。近來似乎有鼓吹「每天攝取兩公升水」的潮流，但如果攝取過多的水分，尤其是女性，就有可能會出現水腫、手腳冰冷、不孕的症狀。如果一天要上 5～6 次廁所，代表已經過度攝取水分，所以適可而止就好。

豐胸

陷谷

足陽明胃經

這個穴道的名稱有山谷之意，因位於腳背凹陷處，故得此名。

其他效果

- □頭痛
- □腹痛
- □食物中毒

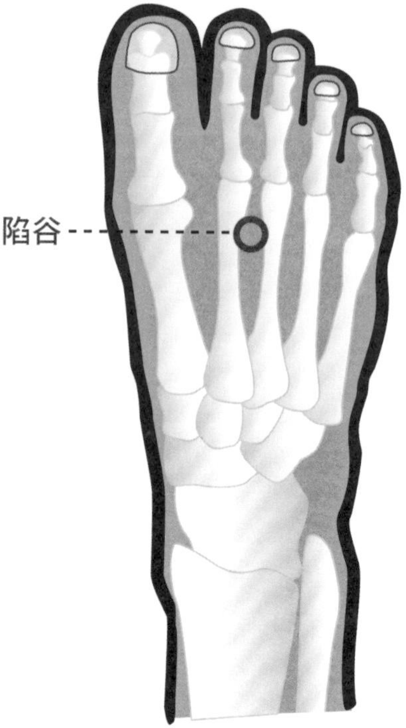

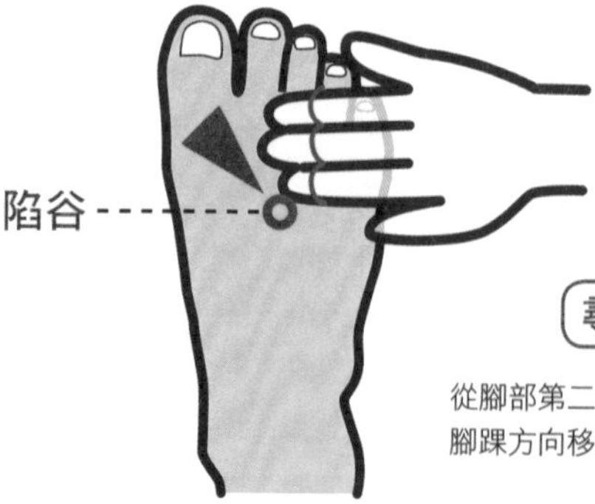

尋找方式

從腳部第二、三趾之間的位置往腳踝方向移動三指幅的凹陷處。

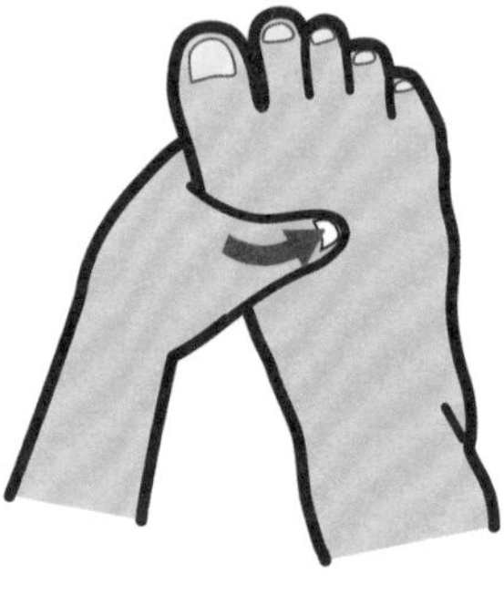

按壓方式

一邊吐氣，一邊以拇指朝腳底按壓穴道6～8次，力道可以稍微加強。吸氣時放鬆按壓的力道。左右穴道都需按壓。這個穴道周圍是刺激胸部的「反射區」，可常常按摩這一帶。

胸大肌與乳房懸韌帶衰退，胸部就會變得鬆垮

胸部下垂的主因在於胸大肌老化衰退。背肌衰退會有駝背的問題，胸部到肚子的肌肉萎縮，胸大肌會變得鬆垮，支撐胸部的乳房懸韌帶也會被拉長。反觀那些年長，但體態良好的人，通常胸線都維持得不錯。

「陷谷」可紓緩緊繃的脖子與肩膀，促進胸部周遭的血液循環，讓胸部變得更挺。「屋翳」則可刺激乳腺，促進女性荷爾蒙分泌，進而治療乳腺病。

這個穴道也很有效果！

屋翳

足陽明胃經

這個穴道在胸部有兩個，分別位於覆蓋心臟與肺部的位置，故得此名。

其他效果

- □制汗
- □乳腺病
- □肋間神經痛

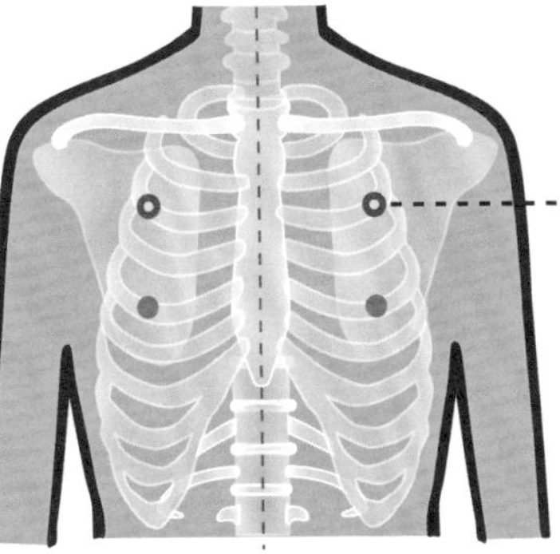

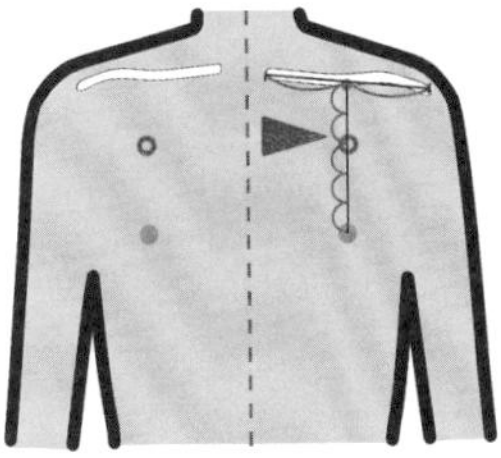

屋翳 **尋找方式**

找到乳頭垂直往上與鎖骨連成的直線後，位於這條線由下往上五分之三的位置（中間偏上的位置）。

按壓方式

一邊吐氣，一邊以中指緩緩往上推，按壓穴道 6～8 次，吸氣時放鬆按壓的力道。左右兩側以相同方式按壓。

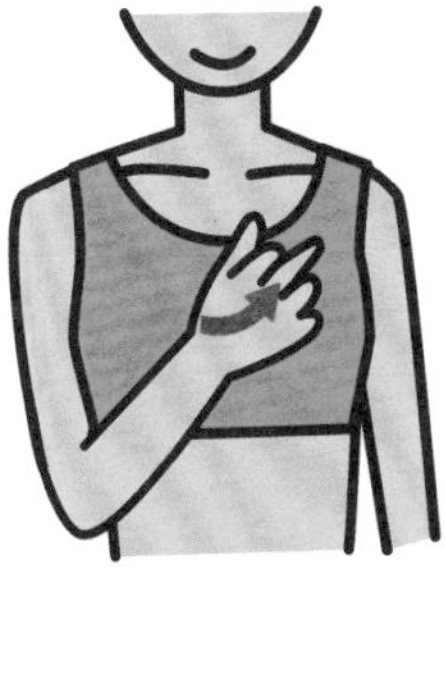

還有這種方法！

將右手掌心放在左側鎖骨下方，再將從肩膀往下方垂的胸部肌肉往背後斜推，維持 10 秒後，用力抓住肩膀。左右兩側的肩膀需各做 5 次。

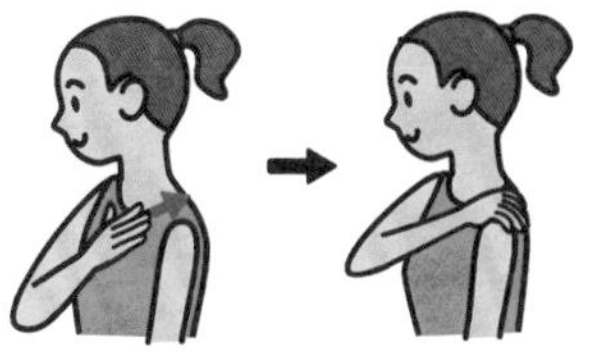

打造翹臀

環中

奇穴

位於臀部中央，可讓肌肉變得緊實並提升肺部機能。

其他效果

□腰痛
□腳部浮腫
□急性腰痛

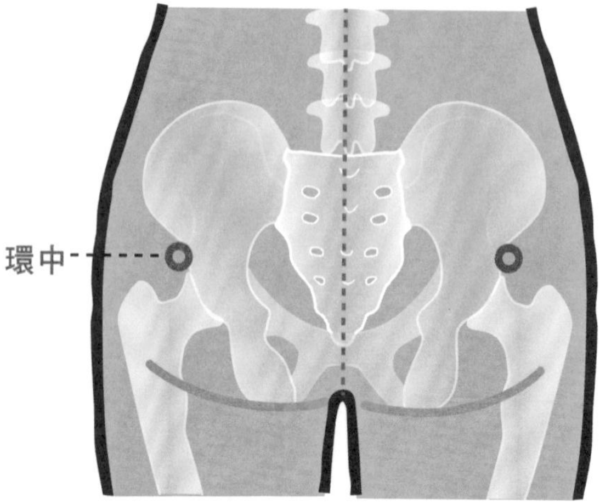

尋找方式

站立時，屁股用力夾緊的凹陷處（屁股的酒窩）。

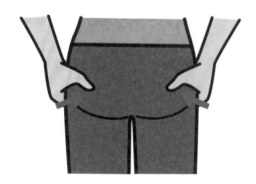

按壓方式

一邊吐氣，一邊以拇指朝臀部中心點按壓左右穴道6～8次，吸氣時放鬆按壓的力道。

紓解臀部緊繃，促進脂肪燃燒

要 擁有翹臀，增加肌肉的重量訓練故然重要，但按壓穴道，放鬆臀部周邊的肌肉，促進血液循環也一樣重要，因為這麼做可讓老舊廢物、多餘的水分與脂肪排出，也能消除橘皮組織，讓肌膚變得更緊實。長時間坐在辦公室的人的血液循環通常不好，屁股的肌肉也通常很僵硬，建議這些人養成按壓穴道的習慣。

「環中」可放鬆僵硬的臀部，幫助脂肪燃燒。「環跳」可促進臀部肌肉的血液循環與提臀。

這個穴道也很有效果！

環跳

足少陽膽經

位於臀部外側，能通順經絡改善氣行。

其他效果

- □腳痛
- □膝蓋痛
- □股關節痛

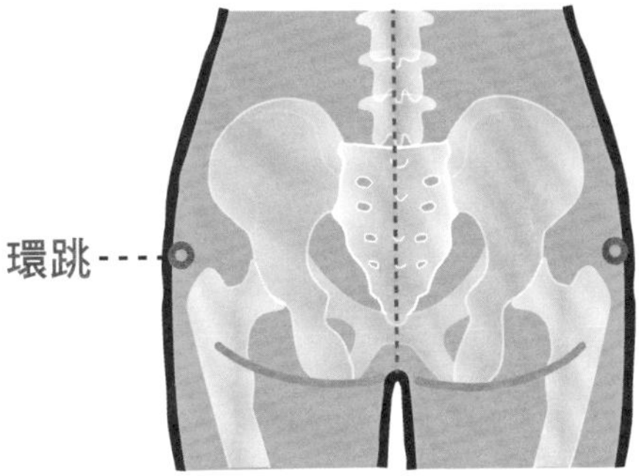

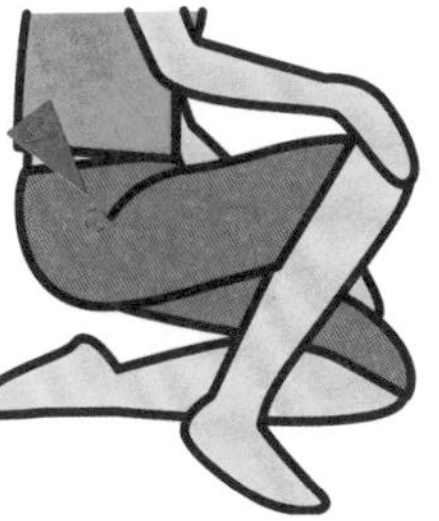

尋找方式

蹲下後，鼠蹊部的橫紋前端。

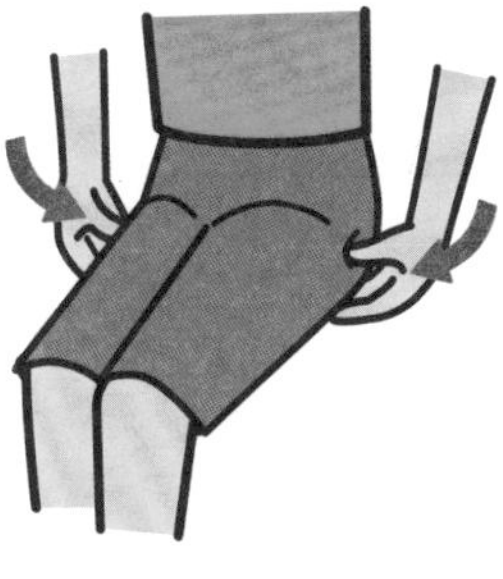

按壓方式

一邊吐氣，一邊以拇指朝臀部中心點按壓左右穴道 6～8 次，吸氣時放鬆按壓的力道。

還有這種方法！

雙腳與肩同寬站好後，雙手叉腰，膝蓋打直，腳往後抬，維持這個姿勢10秒。接著繼續垂直往上抬，但腳不要往外張開。左右腳各做 3 次。

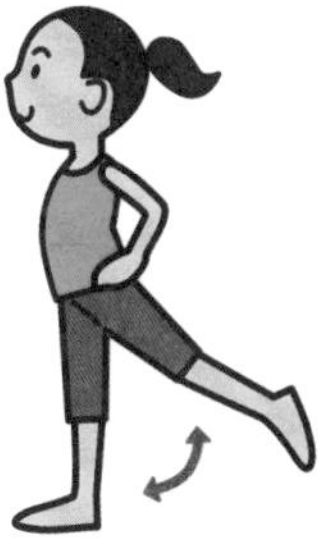

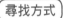

改善黑斑、皺紋

中封

足厥陰肝經

位於內側踝骨，可改善氣行，抑制下腹部疼痛。

其他效果
□腰痛
□腳關節痛
□憂鬱

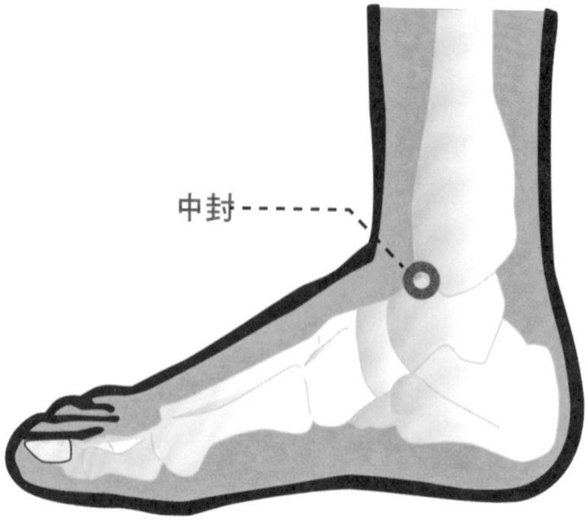

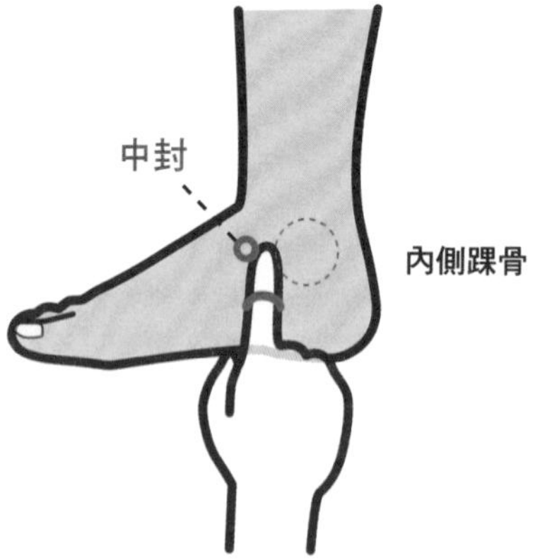

尋找方式

從內側踝骨往腳拇趾方向移動一指幅。
差不多是腳背往上抬出現的凹陷之處。

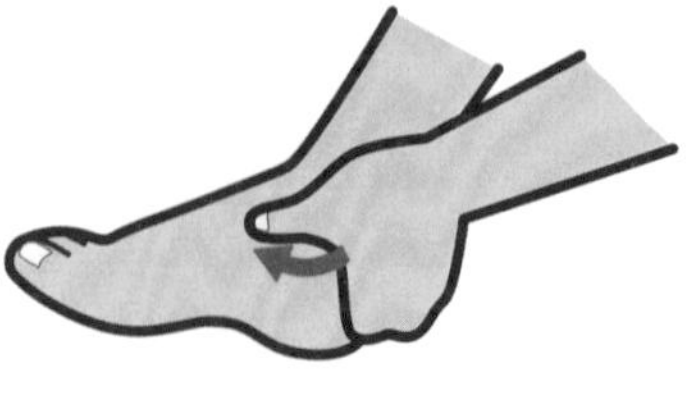

按壓方式

一邊吐氣，一邊以拇指朝腳部中心點按壓穴道 6～8 次。吸氣時放鬆按壓的力道。左右穴道都需按壓。

提升肌膚的新陳代謝速率，維持肌膚的彈性與清透感

東洋醫學認為，黑斑是肝臟機能不振所引起。當肝臟無法順利解毒以及將毒素排出體外，就容易出現黑斑。位於肝經的「中封」可促進微血管的血液循環，改善肌膚的黑斑與暗沉。

另一方面，皺紋通常是脾臟機能不彰所引起，所以要提升肌膚的新陳代謝速率。位於脾經的「大都穴」可改善血液與淋巴的循環，讓肌膚獲得水分與營養，喚醒肌膚的彈性。

這個穴道也很有效果！

大都

足太陰脾經

位於腳拇趾附近，可提升脾臟與骨部的機能，讓水分更容易排出體外與穩定精神。

其他效果

- □ 浮腫
- □ 腸胃炎
- □ 嘴破

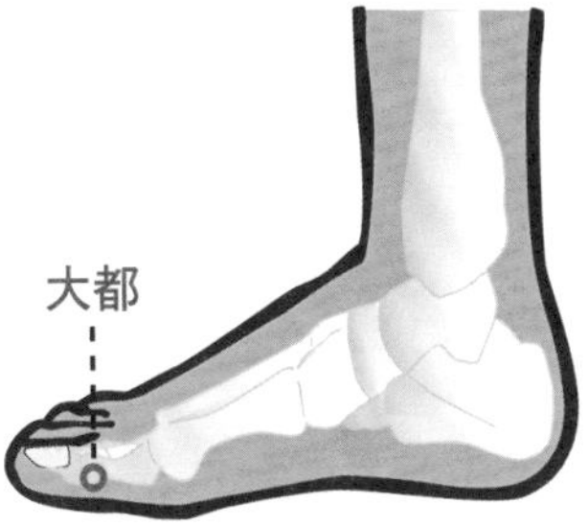

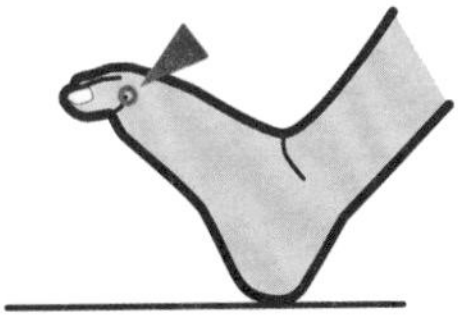

尋找方式

這個穴道位於腳掌與腳背的交界處，差不多是腳拇趾根部突起的圓骨外側的凹陷處。彎起腳拇趾會產生一條較粗的橫紋，這個穴道就位於橫紋末端。

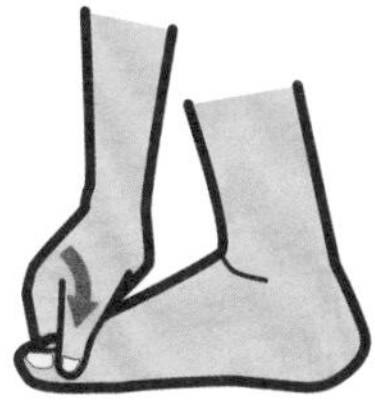

按壓方式

一邊吐氣，一邊以拇指朝腳掌中心點按壓穴道 6～8 次，力道可稍微加強。吸氣時放鬆按壓的力道。左右穴道都需按壓。

還有這種方法！

要避免皺紋出現，就要鍛練臉部肌肉。試著把嘴巴張大，然後慢慢地說十次「啊」、「咿」、「嗚」、「欸」、「喔」。

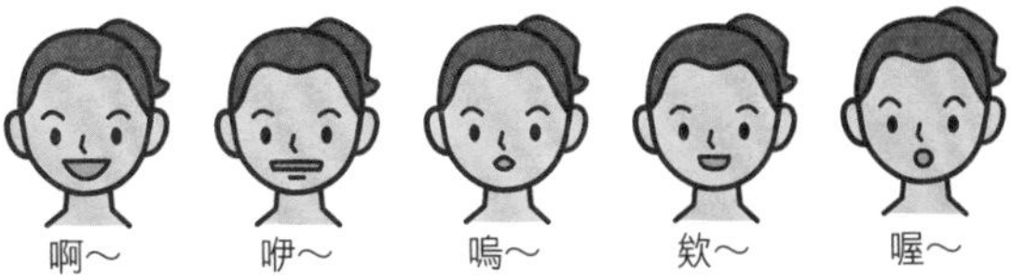

改善肌膚乾燥

其他效果

□經期不順
□手腳冰冷
□膝蓋痛

陰谷

足三陰腎經

位於膝蓋後方。陰有身體背面之意，陰谷則有位於膝蓋背面凹陷處的意思。

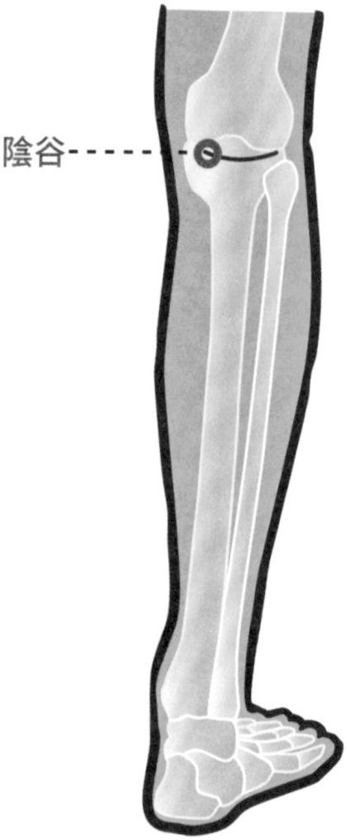

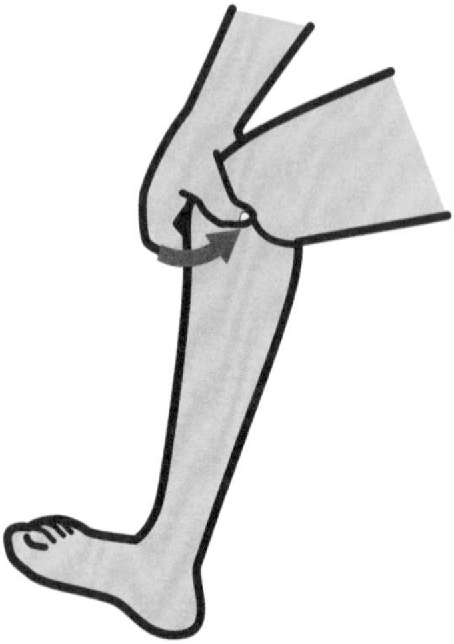

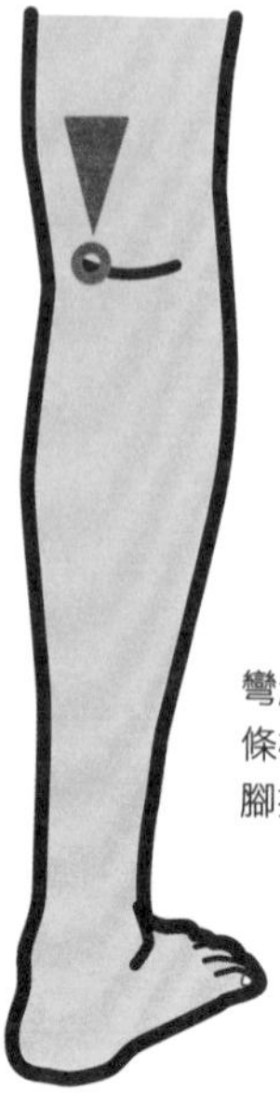

尋找方式

彎起膝蓋後，膝蓋背面會出現一條橫紋，穴道就位於這條橫紋的腳拇趾方向的末端。

按壓方式

先坐下來，再輕輕彎起膝蓋，一邊吐氣，一邊以拇指朝腳部中心點緩緩按壓穴道 6～8 次，吸氣時放鬆按壓的力道。左右穴道都需按壓。

加速水分代謝，提升肌膚水潤感

乾燥肌就是肌膚水分與皮脂不足的狀態。明明每個人在嬰兒的時候，都擁有水潤又富有彈性的肌膚，但隨著年紀增長與紫外線的傷害，肌膚的保溼能力愈來愈差，皮脂的分泌也愈來愈少，所以肌膚就變得容易脫皮與乾燥。

東洋醫學認為，乾燥肌是由腎臟機能衰退所引起。在腎經的眾多穴道之中，最常被按壓的是「陰谷」，這個穴道可調整荷爾蒙分泌，讓肌膚變得水嫩，也能促進水分循環，預防肌膚乾燥。

這個穴道也很有效果！

尺澤 手太陰肺經

位於上臂凹陷處，能有效抑制咳嗽。

其他效果
- □咳嗽
- □流鼻水
- □手肘關節痛

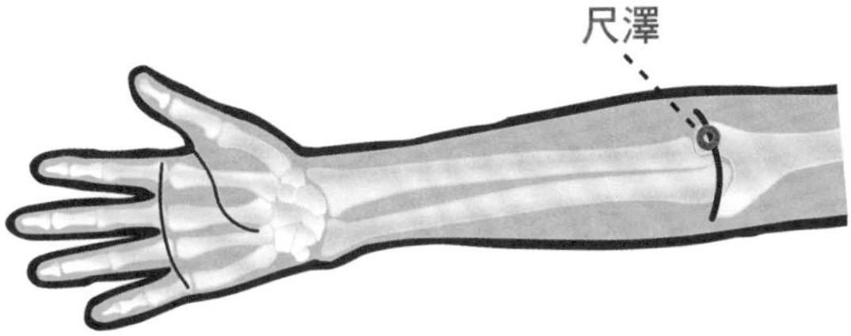

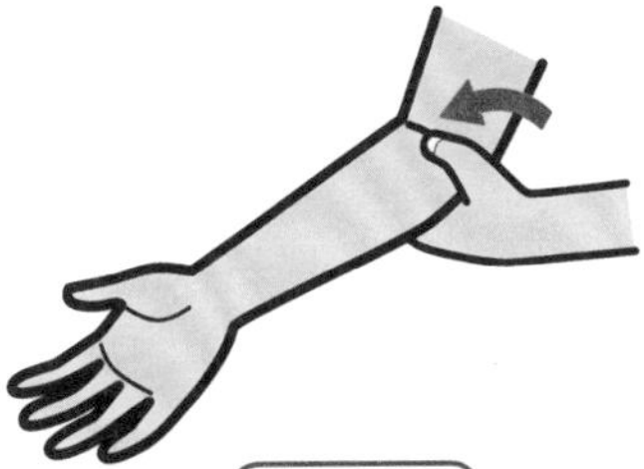

按壓方式

一邊吐氣，一邊以拇指朝手臂中心點按壓左右穴道6～8次，吸氣時放鬆按壓的力道。左右穴道都需按壓。

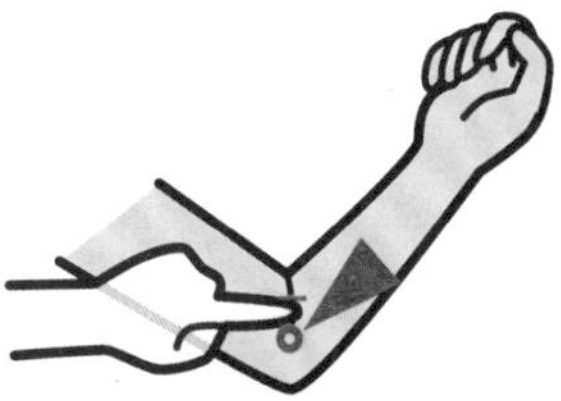

尋找方式

位於彎起手肘所產生的橫紋上方。差不多是從橫紋中心點往拇指方向移動一指幅的凹陷處。

福辻院長的穴道專欄 21

泡澡水溫不要太熱

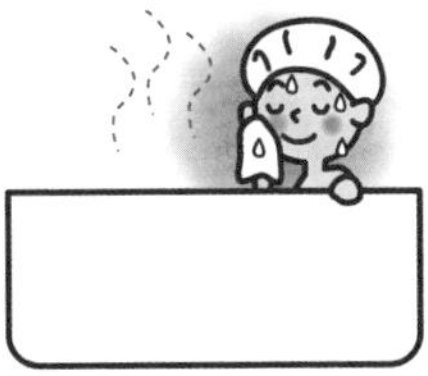

長時間泡在42度以上的熱水裡，會讓肌膚流失必要的脂質。此外，洗澡的時候，要是用沐浴球搓得太大力，或是用洗淨力太強的肥皂，都會讓肌膚的防禦能力下降，所以要在洗完澡之後，稍微用乳液保溼一下。

改善頭髮損傷、掉髮

玉枕

足太陽膀胱經

位於後腦杓隆起最高之處。

其他效果

□鼻塞
□鼻血
□眼睛疲勞

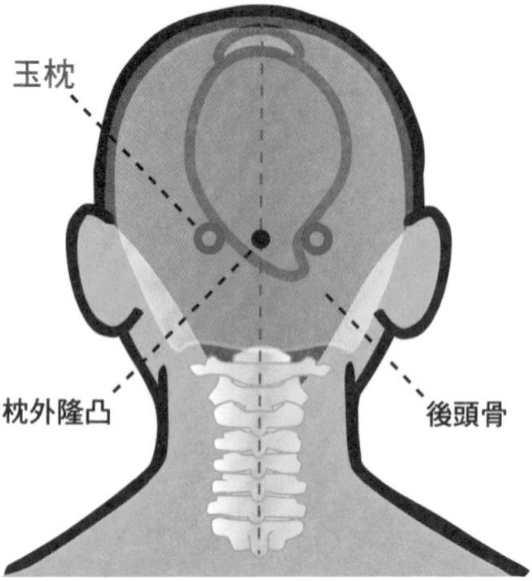

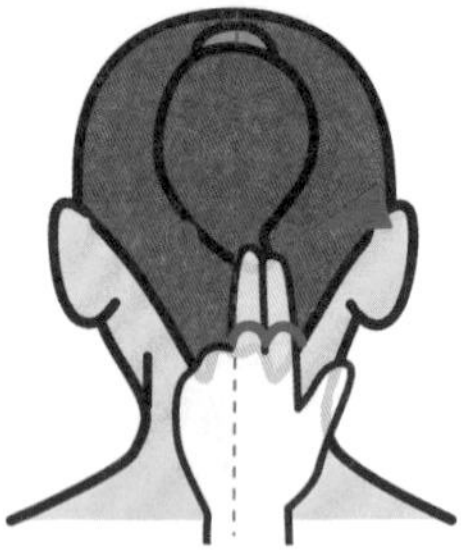

尋找方式

從後腦杓最突出的部分（枕外隆凸）往左右移動兩指幅的位置。

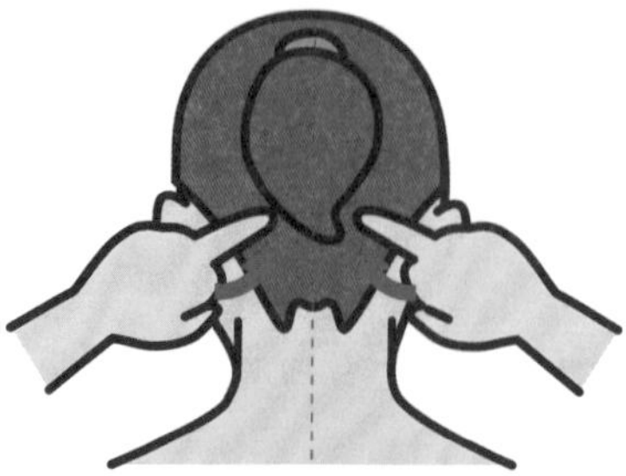

按壓方式

一邊吐氣，一邊以中指朝頭部中心點按壓左右穴道 6～8 次，吸氣時放鬆按壓的力道。

促進頭部血液循環，保持頭皮健康

導致頭髮受損或掉髮的主因為頭部的血液循環不良。肩頸一旦緊繃，頭部的血液循環就會變差，所以千萬不能忽視這個問題的嚴重性。最近有不少人因為壓力而掉髮。攝取過多糖分與鹽分也對頭髮不好，所以請務必攝取營養均衡的餐食。

「玉枕」可促進老舊廢物排出，保持頭皮健康，預防髮質受損與掉髮。「健腦」則可改善頭部血液循環，消除頭部與大腦的疲勞。

這個穴道也很有效果！

健腦 奇穴

位於脖子與頭蓋骨之間的左右兩側。
可改善頭部血液循環不良的問題。

其他效果

- □ 肩膀僵硬
- □ 提升專注力
- □ 認知障礙症

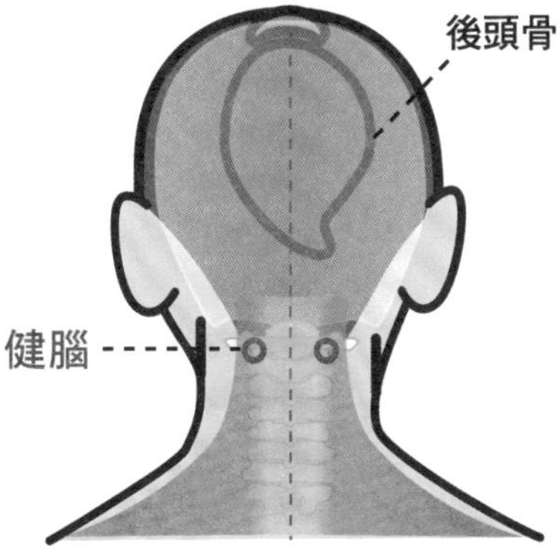

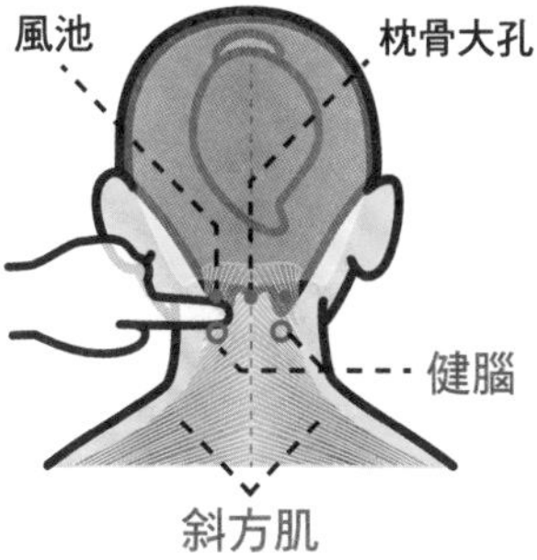

尋找方式

後腦杓的下緣（髮根）中央有一處「枕骨大孔」，從這個位置往左右移動兩指幅可找到風池穴（P98），從風池穴往下移動一指幅，就能找到健腦穴。

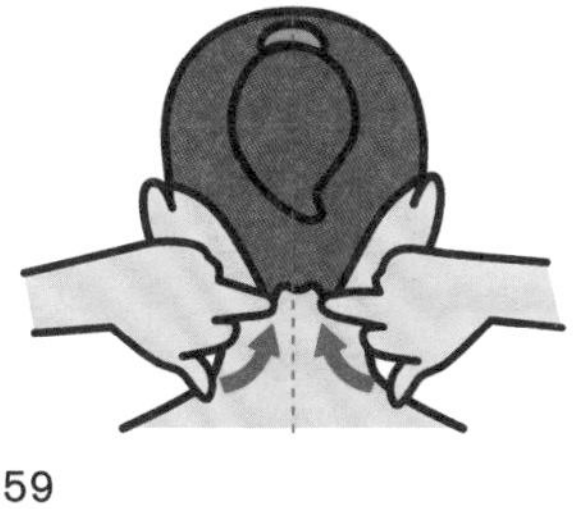

按壓方式

一邊吐氣，一邊以兩手的中指朝頭部中心點按壓左右穴道 6～8 次，吸氣時放鬆按壓的力道。

還有這種方法！

要促進頭部的血液循環，平常可用指尖輕輕捶打頭部。如果能以指腹按摩頭皮，效果將會更加明顯。

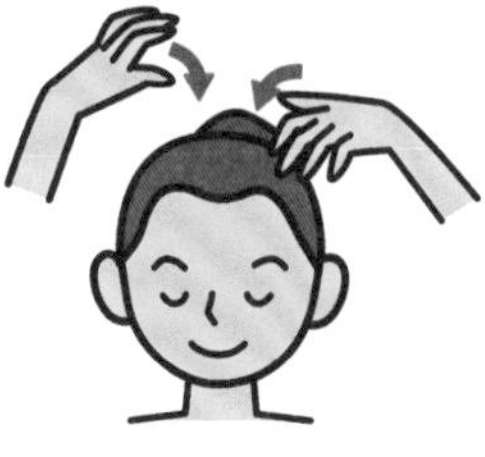

●作者簡介

福辻鋭記

日本福井縣敦賀市人，目前是ASUKA針炙治療院的院長，也是日中治療醫學研究會會員。畢業於日本大學藝術學系、東洋針炙專門學校。於針炙引入脊骨神經醫學與推拿，大受好評。在TBS「星期三特別節目」被選為前五十名日本名醫之一。作為研究針炙的美容效果與理論的先鋒，也撰寫許多減重、美容、健康相關書籍，並受邀參與電視節目。著有多本著作。

穴道速查解剖圖鑑

出　　版／楓書坊文化出版社
地　　址／新北市板橋區信義路163巷3號10樓
郵政劃撥／19907596　楓書坊文化出版社
網　　址／www.maplebook.com.tw
電　　話／02-2957-6096
傳　　真／02-2957-6435
作　　者／福辻鋭記
翻　　譯／許郁文
責任編輯／王綺
內文排版／楊亞容
校　　對／邱怡嘉
港澳經銷／泛華發行代理有限公司
定　　價／350元
初版日期／2021年 2月

國家圖書館出版品預行編目資料

穴道速查解剖圖鑑 / 福辻鋭記作；許郁文譯. -- 初版. -- 新北市：楓書坊文化出版社, 2021.02　面；　公分

ISBN 978-986-377-653-6（平裝）

1. 穴位療法

413.915　　109019418